# Die experimentelle Chemotherapie der Spirillosen

(Syphilis, Rückfallfieber, Hühnerspirillose, Frambösie)

Von

## Paul Ehrlich und S. Hata

Mit Beiträgen von
H. J. Nichols-New York, J. Iversen-St. Petersburg, Bitter-Kairo
und Dreyer-Kairo

Mit 27 Textfiguren und 5 Tafeln

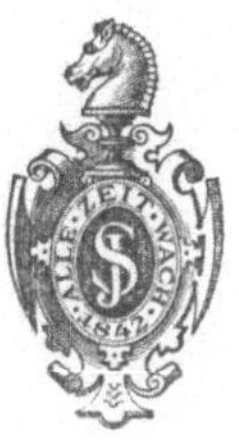

Berlin
Verlag von Julius Springer
1910

ISBN 978-3-642-64911-0          ISBN 978-3-642-64926-4 (eBook)
DOI 10.1007/978-3-642-64926-4



Von dem Buche erscheinen Übersetzungen
in englischer, italienischer, russischer und ungarischer Sprache.

# Vorwort.

Von

**Paul Ehrlich.**

Seit 25 Jahren habe ich mich bemüht, den Grundsatz ins
Praktische zu übersetzen, daß ein Arzneistoff nur auf die Körper-
systeme wirken kann, von denen er aufgenommen wird, und ich
bin nun endlich nach langer, mühevoller Arbeit zu einem Ergebnis
für die Therapie gelangt. Lange stand ich mit meinen Anschauungen und Bestrebungen isoliert; es war nur mein leider so früh
verstorbener Vetter Carl Weigert, der mich immer und immer
wieder anspornte, mich nicht durch Mißerfolge entmutigen zu
lassen.

Daß es mir gelungen ist, zu einem günstigen Resultat zu gelangen, ist nicht allein mein Verdienst. Wie es im Fischereibetrieb
dem, der die Fische eines breiten Flusses abfangen will, nur gelingt,
einen Erfolg zu erzielen, wenn Netz an Netz gereiht und die letzte
Ausgangspforte versperrt wird, so ist für den Experimentator eines
weiten Gebietes das Gelingen von dem harmonischen Ineinander-
greifen der Arbeit vieler abhängig. Die Schwierigkeit meiner Arbeiten beruht besonders darauf, daß sie sich auf drei gänzlich verschiedene Gebiete erstrecken, die einander ergänzen und berühren:
die Chemie, die Biologie und die experimentelle Therapie. Während
ich in früheren Jahren nur in kleinem Maßstab arbeiten konnte und
jahrelang die benötigten Chemikalien der Liberalität meines Freundes
Arthur v. Weinberg verdankte, der mir in Herrn Dr. L. Benda
eine wertvolle Stütze gab, haben sich später, als meiner Anregung
entsprechend auf Rat Professor Darmstädters das Georg-Speyer-
Haus von Frau Franziska Speyer gestiftet wurde, die Arbeits-
bedingungen und Möglichkeiten in ungehoffter Weise für mich
verbessert. Es ist so zum ersten Male ein neuer Typus eines therapeutischen Instituts geschaffen worden, in dem mein Lieblings-

gedanke, die chemische Synthese in direktester Weise in den Dienst der Medizin zu stellen, verwirklicht wurde. Während früher der Chemiker dem Mediziner die Substanzen lieferte, die er erproben sollte, konnte jetzt das Verhältnis sich umkehren und der Chemotherapeut dem Chemiker Gesichtspunkte angeben, die zur zielbewußten Herstellung wirklicher Heilsubstanzen führten. Daß solches gelang, verdanken wir einzig der experimentellen Therapie, die uns die Möglichkeit gab, durch Erprobung einer unbegrenzten Zahl von Mitteln im großen genaue Unterlagen für die Wirksamkeit der Substanzen zu gewinnen, eine Möglichkeit, die in der menschlichen Pathologie so gut wie ausgeschlossen ist. Zweck der Untersuchungen war, einen bestimmten Heiltypus zu finden und durch Umformung und Substitution immer weiter zu verbessern. Auch im Experiment wäre durch ziel- und wahlloses Durchprobieren noch so vieler Substanzen der Zweck nicht erreicht worden, es galt vielmehr, die Prinzipien der Arzneiwirkung auf therapeutische Basis zu stellen: das, was ich als therapeutische Biologie der Parasiten bezeichnen möchte, zu studieren. Auf dem bei diesen Untersuchungen gewonnenen Begriff der spezifischen Chemozeptoren beruht der Erfolg meiner Arbeit.

Ich habe das Glück gehabt, bei den umfänglichen experimentellen Arbeiten eine große Anzahl Mitarbeiter zu haben, die sich mit voller Hingebung und größtem Geschick ihrer Aufgabe widmeten. Ich erwähne hier dankbar als ständige Mitarbeiter Dr. Shiga, Dr. Franke, Dr. Röhl, Dr. Browning, Fräulein Gulbransen, Fräulein Leupold; danke insbesondere auch den Herren Dr. Neven, Dr. Werbitzki, Stabsarzt Kudicke, Dr. Marks und Dr. Tery für ihre Mitarbeit.

Hand in Hand mit den Biologen arbeiteten in vorzüglicher Weise die Chemiker. Dank schulde ich insbesondere den Mitarbeitern der chemischen Abteilung, Herren Dr. Kahn, Dr. Bertheim und Dr. Schmitz für ihre wertvolle Hilfe. In letzter Zeit haben die Höchster Farbwerke, vorm. Meister, Lucius & Brüning, mir wertvolle Unterstützung gewährt, wofür ich ihnen auch an dieser Stelle meinen Dank aussprechen möchte; auch der Firma Leopold Cassella & Co. bin ich den gleichen Dank schuldig.

Mit besonderer Genugtuung und Dankbarkeit habe ich es begrüßt, daß auf Veranlassung meines Freundes Flexner, der um die Wissenschaft hochverdiente John D. Rockefeller mir in liberalster

Weise eine ansehnliche Summe zu Versuchszwecken zur Verfügung stellte. Auch hierfür muß ich an dieser Stelle nochmals meinen verbindlichsten Dank aussprechen. So konnte ich in der Tat in jeder Weise aus dem vollen schöpfen, doch bekenne ich mich heute gerne schuldig, auch in der ersten Zeit, als die Unterstützungen mir noch nicht so reichlich zuflossen, hinsichtlich der eigenen Kraft und Mittel als Verschwender gewirtschaftet zu haben.

Nachdem die Vorarbeiten weiter fortgeschritten, konnte ich daran denken, ein bestimmtes Gebiet für die Therapie in Angriff zu nehmen und begann Arbeiten über die Trypanosomen und Spirillenerkrankungen.

Daß gerade auf dem Gebiet der Syphilis Erfolge erreichbar waren, verdanken wir Schaudinn, Roux-Metschnikoff und Wassermann. Nur durch die Kenntnis des Krankheitserregers und durch die Möglichkeit der Übertragung auf Tiere wurde ein experimentelles chemotherapeutisches Arbeiten ermöglicht, während die spezifische Blutreaktion unentbehrlich ist für die Beurteilung der wahren Heilwirkung.

Dankbar begrüße ich es, daß gerade damals auf die Empfehlung meines Freundes Kitasato Herr Dr. Hata seine Arbeiten bei mir begann. Er hat mit großem Verständnis, unermüdlichem Eifer und großer Gewissenhaftigkeit mich bei meinen Arbeiten unterstützt und ich spreche ihm auch an dieser Stelle nochmals meinen besonderen Dank aus. Ich bin ihm um so mehr verbunden, als ohne die glänzende, aufmerksame und peinlich genaue Ausführung und Durchführung seiner Versuche, bezüglich welcher ich auf seine Arbeit verweise, das günstige Resultat nicht erreicht worden wäre.

Anerkennend muß ich auch bemerken, daß Fräulein Marquardt mir durch ihre unermüdliche verständnisvolle Mittätigkeit wertvolle Hilfe geleistet hat. Herrn Springer bin ich für die rasche und sachgemäße Förderung dieses Buches zu Dank verpflichtet, insbesondere aber auch für die große Geduld, die er während der Drucklegung mir gegenüber hat walten lassen.

# Inhaltsverzeichnis.

## II. Beiträge.



## III. Schlußbemerkungen.  Von Paul Ehrlich . . . . . . . . . . . .  114

# Experimentelle Grundlage der Chemotherapie der Spirillosen.

Von

**S. Hata** (Tokio).

(Hierzu Tafel I—IV.)

In den wenigen Jahren, die seit Ehrlichs Begründung der Chemotherapie verflossen sind,. ist das Studium dieses neuen Forschungsgebietes eines der wichtigsten Probleme der Medizin geworden, an dessen Lösung sich zahlreiche Autoren mit eingehenden Untersuchungen beteiligt haben.

So hat besonders das Studium der Trypanosomenkrankheiten sowohl in praktischer als auch in theoretischer Hinsicht bereits manche Erfolge zu zeitigen vermocht. Dagegen ist über die Chemotherapie der Spirillenerkrankungen — trotz der nahen Verwandtschaft und trotzdem es unter ihnen nicht minder wichtige Krankheiten des Menschen gibt — noch sehr wenig gearbeitet worden.

Dieser Umstand hat mir Veranlassung gegeben, unter Anregung und Leitung von Herrn Geheimrat Ehrlich eingehende Versuche zur Auffindung eines spezifischen Heilmittels gegen Spirillosen anzustellen. Zu diesem Zweck wurde eine große Anzahl von Mitteln sowohl im Reagensglas als auch im Tierkörper durchgeprüft.

Da nun, nach langem Suchen, ein Heilmittel gefunden wurde, so möchte ich über die bisherigen Resultate in folgendem berichten. Natürlich würde eine erschöpfende Beschreibung der Versuche den mir hier zur Verfügung stehenden Raum bei weitem überschreiten, und ich will deswegen nur diejenigen Experimente näher besprechen, die entweder positive Resultate ergaben oder in theoretischer Hinsicht Interesse zu haben scheinen.

Als Versuchsobjekte dienten die Spirillen des Recurrens, der Hühnerspirillose und der Syphilis.

# I. Versuche mit Recurrens.

Gegen Rückfallfieber haben Glaubermann (1) in Moskau und Breinl (2) in Liverpool mit Atoxyl, Iversen (3) in St. Petersburg mit Arsacetin Heilversuche an Recurrenskranken angestellt. Glaubermann erklärt eine gewisse Wirkung beobachtet zu haben; Iversen erzielte mit Arsacetin noch bessere Resultate, während Breinl gar keine Erfolge mit Atoxyl zu verzeichnen gehabt hat. Von Uhlenhuth und Manteufel (4) wurden Tierversuche mit atoxylsaurem von Manteufel (5) später mit kolloidalem Quecksilber angestellt, wobei sie einen gewissen therapeutischen Effekt gefunden haben. Von Benzidinfarben sind Trypanrot und Alpha (Amido-Naphtholdisulfosäure 2, 7, 3, 6 + Benzidin) von Vassel (6) als wirksam erkannt. Manteufel hat auch von dem Benzidinfarbstoff eine gewisse Wirkung gesehen, wenn er die Versuchstiere gleichzeitig mit der Infektion behandelte. Allerdings scheinen alle diese Mittel nur unbedeutend wirksam zu sein.

Bei meinen Versuchen wurden die verschiedenen Mittel zuerst im Reagensglas und dann weiter im Tierkörper auf ihre sterilisierende Kraft geprüft. Die Reagensglasversuche wurden immer in der Weise durchgeführt, daß das zu prüfende Mittel je nach seiner Löslichkeit in Wasser oder Alkohol gelöst und dann mit physiologischer Kochsalzlösung oder isotonischer Rohrzuckerlösung verschieden stark verdünnt wurde. Diese Verdünnungen wurden mit gleichem Volumen von mit physiologischer Kochsalzlösung etwa 30—40fach verdünntem spirillenhaltigen Blut im Reagensglas gemischt und nach einer Stunde auf Beweglichkeit der Spirillen unter dem Mikroskop mit Hilfe der Dunkelfeldbeleuchtung untersucht. Bei meinen vielen Versuchen hat sich ergeben, daß es vorteilhafter ist, die Verdünnungen mit Rohrzuckerlösung vorzunehmen, weil dann die Wirksamkeitsgrenze des Mittels scharf gezogen ist, während sie sich bei Verdünnung mit physiologischer Kochsalzlösung leicht verschiebt. Bei gewissen Farbstoffen dagegen, z. B. bei Methylenblau, wird die Wirksamkeit durch den Rohrzuckerzusatz etwas vermindert, weshalb man bei solchen leicht reduzierbaren Substanzen vor seiner Anwendung stets einen Vergleich mit beiden Verdünnungsarten vornehmen muß.

Zur Herstellung des mikroskopischen Präparates müssen die Objektträger und Deckgläser gründlich gereinigt werden, und besonders ist diese Vorsicht geboten, wenn man neue Gläschen benutzen will. Da nämlich die Spirillen gegen Alkalien sehr empfindlich sind, so würden die von den Chemikalien bereits geschwächten Spirillen durch die dem Glase vielleicht anhaftenden Alkalireste noch weiter geschädigt werden. Hierdurch würde aber die Wirkungsgrenze des zu untersuchenden Mittels eine Verschiebung erleiden.

In den meisten Fällen ist die Unbeweglichkeit der Spirillen gleichbedeutend mit ihrer Abtötung. Spritzt man nämlich diese Gemische, in denen die Spirillen nicht mehr beweglich sind, in den Tierkörper ein, so geht die Infektion entweder gar nicht an, oder das Tier wird erst nach sehr langer Inkubation leicht infiziert. In diesem Falle haben die noch überlebenden mehr widerstandsfähigen Spirillen die Infektion ausgelöst. Trotzdem kann man aus den Resultaten des Reagensglasversuchs auf die Heilwirkung im Tierkörper nicht immer sichere Schlüsse ziehen, denn einerseits geht bei gewissen Chemikalien, bei denen im Reagensglas die Spirillen beweglich bleiben, die Infektion bei Übertragung des Gemisches auf das Tier nicht mehr an, andererseits gibt es auch wiederum Mittel, die im Reagensglas sehr stark abtöten, im Tierkörper aber keine Wirkung entfalten.

Zu meinen Versuchen stellte mir Herr Geheimrat Fränkel-Halle einen Stamm europäischen Recurrens, Herr Professor Uhlenhuth einen solchen des afrikanischen Recurrens freundlichst zur Verfügung, wofür ich an dieser Stelle meinen verbindlichsten Dank aussprechen möchte. Beide Stämme wurden im Speyerhause weiter gezüchtet, und zwar in der Weise, daß jeden zweiten Tag das Blut von der infizierten auf die gesunde Maus überimpft wurde. So wurden bis jetzt vom europäischen Stamm schon 230 Passagen gezüchtet. Mit den Passagen wuchs auch allmählich die Virulenz der Spirochäten. In gleicher Weise habe ich auch einen Rattenstamm gezüchtet, der ebenfalls virulenter geworden ist.

Der Heilversuch im Tierkörper ging gewöhnlich folgendermaßen vor sich:

Eine Serie von Tieren wurde mit spirillenhaltigem Blut geimpft, am folgenden Tage das Blut mikroskopisch untersucht und dann das Tier mit dem zu prüfenden Mittel gespritzt. Nunmehr wurde das Blut täglich auf das Vorhandensein von Spirillen unter-

4 S. Hata.

sucht, was in der Weise geschah, daß ein Tropfen Blut dem Tier
entnommen, hieraus ein frisches Präparat von Blutkörperchen-
dicke hergestellt und dieses unter Zuhilfenahme von Dunkelfeldbeleuchtung mikroskopiert wurde.

In meinen Tabellen über die mikroskopischen Befunde habe
ich die nachfolgenden Bezeichnungen, welche die Zahl der gefundenen Spirillen betreffen, angewandt:

    — = keine Spirillen zu finden.

  + s. w. = sehr wenig Spirillen zu finden. Hier findet man im
      ganzen Präparat nur sehr wenig Spirillen.

   + w. = wenig Spirillen, d. h. 1. Spirillum in 10—50 Gesichts-
      feldern.

    + = 1 Spirillum in 10 Gesichtsfeldern bis 10 Spirillen in
      einem Gesichtsfeld.

   + + = 10—50 Spirillen in einem Gesichtsfeld.

  + + + = über 50 Spirillen in einem Gesichtsfeld.

+ + + + = unzählige Spirillen, in Haufen.

In den Fällen, wo es wichtig ist, genaue Zahlen anzugeben,
habe ich dieselben in Bruchzahlen beigefügt, wobei zu bemerken
ist, daß der Zähler die Spirillenzahl, der Nenner die Zahl der Ge-
sichtsfelder, in denen die Spirillen gefunden wurden, anzeigt.

Wie bei den Infektionskrankheiten allgemein die Regel ist,
hängt das Bild und der Verlauf des Rückfallfiebers bei Mäusen
und Ratten von der Virulenz des Erregers und der Zahl der eingespritzten Keime ab. Außerdem spielt die individuelle Emp-
fänglichkeit der einzelnen Tiere eine Rolle. Bei einer starken Infektion ist die Spirillenzahl bei dem ersten Anfall groß; sie wächst
sehr schnell und der Anfall dauert lange Zeit (vgl. Tabelle I).
Hat das Tier den ersten Anfall überlebt, so tritt nach kurzer Pause
das erste Rezidiv und zwar mit großer Intensität auf. Zuweilen
ist ein Intervall gar nicht bemerkbar, d. h. die Parasitenzahl verringert sich zwar allmählich bis + w. oder + s. w., nimmt aber dann
wieder zu. Besonders ist dies der Fall bei starken Ratteninfektionen.
Das zweite Rezidiv verläuft im allgemeinen viel leichter als das
erste; ein drittes und viertes kommt nur selten vor. Bei schwachen
Infektionen dagegen treten die Spirillen in geringerer Zahl auf, die
Dauer des Anfalles und des ersten Rezidivs ist kürzer, das Intervall
zwischen beiden aber länger. Danach kommen im Gegensatz zu den
starken Infektionen oft noch mehrere Rezidive in unregelmäßigen

Zeitabständen und von verschiedener Dauer. Die Mortalität hängt
natürlich von der Schwere der Infektion ab; so kann man mit stark
virulentem Virus eine fast stets tödlich verlaufende Erkrankung,
mit schwachem Stamme eine immer spontan heilende leichte erzeugen.

**Tabelle I. Verlauf des Mäuserecurrens bei verschieden starker Infektion.**

| Tage nach der Infektion | Tödliche Infektion mit stark virulentem Stamm | | | | Starke Infektion mit stark virulentem Stamm | | | | Mäßige Infektion mit stark virulentem Stamm | | | Schwächere Infektion mit schwächerem Stamm | |
| --- | --- | --- | --- | --- | --- | --- | --- | --- | --- | --- | --- | --- | --- |
| | a | b | c | d | a | b | c | d | a | b | c | a | b |
| 1 | +(3—5) | +(3—5) | +(5—7) | +(3—5) | $+\left(\frac{1}{1-2}\right)$ | $+\left(\frac{1}{2}\right)$ | +(1) | $+\left(1\frac{1}{2}\right)$ | $+\left(\frac{1}{3}\right)$ | $+\left(\frac{1}{5}\right)$ | $+\left(\frac{1}{10}\right)$ | +w. | +w. |
| 2 | +++ | +++ | +++ | +++ | +(8) | +(8—10) | +(10) | +(8—10) | +(8) | +(8) | +(5) | +(4) | +(2) |
| 3 | +++ | ++++ | ++++ | ++++ | +++ | +++ | +++ | +++ | ++ | ++ | ++ | ++ | ++ |
| 4 | +++ | tot | ++++ | ++++ | ++++ | +++ | ++++ | + | — | — | — | — | +w. |
| 5 | + | | tot | ++ | tot | — | +w. | +w. | — | — | — | — | +s.w. |
| 6 | + | | | tot | | — | +w. | +s.w. | — | — | — | — | — |
| 7 | +w. | | | | | — | + | + | — | + | +w. | — | — |
| 8 | +s.w. | | | | | + | + | + | + | +w. | + | +w. | + |
| 9 | + | | | | | + | + | + | + | + | + | +w. | + |
| 10 | + | | | | | +w. | tot | +w. | — | +w. | — | +s.w. | — |
| 11 | ++ | | | | | — | | — | — | +w. | — | +s.w. | — |
| 12 | tot | | | | | + | | — | — | +w. | — | — | — |
| 13 | | | | | | + | | — | + | — | + | +w. | + |
| 14 | | | | | | — | | — | +w. | — | +s.w. | + | + |
| 15 | | | | | | — | | — | + | — | +w. | — | — |
| 16 | | | | | | + | | — | — | — | — | — | — |
| 17 | | | | | | + | | — | — | — | +w. | — | +w. |
| 18 | | | | | | — | | — | — | +s.w. | — | — | — |
| 19 | | | | | | — | | — | — | +w. | — | — | — |
| 20 | | | | | | — | | — | — | + | — | — | +w. |
| 21 | | | | | | — | | — | — | — | +w. | +s.w. | + |
| 22 | | | | | | — | | — | — | — | + | — | — |
| 23 | | | | | | — | | — | — | — | — | — | +w. |
| 24 | | | | | | — | | — | — | — | — | — | — |
| 25 | | | | | | — | | — | — | +s.w. | — | — | — |
| 26 | | | | | | — | | — | — | + | +s.w. | +s.w. | — |
| 27 | | | | | | — | | — | — | — | — | + | — |
| 28 | | | | | | — | | — | — | — | — | +s.w. | +w. |
| 29 | | | | | | — | | — | — | — | — | | |
| 30 | | | | | | — | | — | — | — | — | | |
| 31 | | | | | | — | | — | — | — | — | | |
| 32 | | | | | | — | | — | — | | | | |
| 33 | | | | | | | | | | | | | |
| 34 | | | | | | | | | | | | + | — |
| 35 | | | | | | | | | | | | + | — |
| 36 | | | | | | | | | | | | — | — |
| 37 | | | | | | | | | | | | — | — |

Mit welchem Grad von Infektion soll man nun den Heilversuch
anstellen, wenn man so verschieden schwere Erkrankungen beliebig erzeugen kann? Es ist klar, daß der Heilerfolg mit der Intensität der Krankheit in engstem Zusammenhang steht. Und
gerade bei der Anwendung der Chemotherapie ist die Zahl der
Parasiten für die zur Heilung nötige Dosis des Mittels naturgemäß
maßgebend. Ob man mit schwerer oder leichter Infektion arbeitet,
ist gleichgültig, nur ist es unbedingt nötig, daß man stets eine
gleichmäßig starke Infektion erzeugt, wenn man über die Wirk-

samkeit verschiedener ·Mittel vergleichende Versuche anstellen
will. So habe ich den größten Wert darauf gelegt, stets mit ungefähr gleich schweren Infektionen zu arbeiten und davon Abstand genommen, Infektionen hervorzurufen, die der menschlichen
Krankheit entsprechen.

An und für sich würde es ja gewisse Vorteile bieten, den Verlauf des menschlichen Recurrens im Tierversuch nachzuahmen und
die Beeinflussung dieses Verlaufes durch die verschiedenen Medi-
kamente zu studieren. Das läßt sich auch erreichen, wenn man
die Tiere mit einer sehr hohen Verdünnung des spirillenhaltigen
Blutes, also mit der minimalen Zahl der Keime impft. Bei diesen
starken Verdünnungen tritt aber die Krankheit bei den einzelnen
Tieren sehr ungleichmäßig auf, weil hier die Individualität eine
große Rolle spielt. Beispielsweise tritt bei einem Tier der Anfall
nach 2, bei anderen nach 3 Tagen auf, wie das ja auch bei Menschen
der Fall ist. Mit einer derartigen Reihe ungleichmäßig infizierter
Tiere ist aber unser Experiment kaum durchzuführen, und aus
diesem Grunde entschloß ich mich, mit einer durch möglichst stark
verdünntes Blut hervorgerufenen Infektion, bei der die Spirillen
aber schon am folgenden Tage und bei den einzelnen Tieren in
ungefähr gleicher Zahl ohne Schwierigkeit nachweisbar sind, meine
Versuche anzustellen.

Zur Fortzüchtung des Stammes wurde Mäusen je 0,2 ccm einer
Blutverdünnung, welche in einem Gesichtsfeld des davon bereiteten dünnen frischen Blutpräparates 20—30 Spirillen enthielt,
intraperitoneal eingespritzt. Im Blute der so geimpften Stamm-
mäuse findet man am folgenden Tage eine Spirillenzahl von 3—5;
nach 2 Tagen +++. Vor der 60. Passage wurde das Blut auf
das 7—10fache, nach der 60. wegen Zunahme der Virulenz auf
das 10—15fache verdünnt, so daß man für die Impfungen stets die
eben erwähnte Anzahl Parasiten erhielt. Ratten wurde 1 ccm der
gleich starken Verdünnung des Rattenblutes pro 100 g Tier intraperitoneal eingespritzt und sonst genau so verfahren wie bei den
Mäusen.

Zur Impfung der Versuchsmäuse wurde die obenerwähnte
Blutverdünnung noch um das 50fache weiter verdünnt, was also
einer 300—500fachen Verdünnung entsprach; der Spirillengehalt
ist hier 1 : 1—2. Nachdem der Stamm viele Passagen durchlaufen
hatte, mußte ich, weil bei Verimpfung der späteren Passagen die

Vermehrung der Spirillen im Tierkörper viel schneller vor sich ging als bei den Anfangspassagen, statt 50 fach 60—70 fach verdünnen, entsprechend einer Verdünnung von 800—1000, hier ist die Spirillenzahl nur 1 : 2—3.

Zu diesen starken Verdünnungen kann physiologische Kochsalzlösung verwandt werden; besser erwies sich jedoch ein etwa 50 fach verdünntes normales Blut, da sich in ihm die Spirillen länger lebenskräftig halten, während sie in physiologischer Kochsalzlösung allmählich absterben, so daß sich, wenn eine größere

**Tabelle II. Verlauf der Erkrankung bei unbehandelten Mäusen (ungefähr gleichstarke Infektion bei steigender Virulenz).**

| Tage nach der Infektion | Geimpft von Passage 13 | | Geimpft von Passage 35 | | Geimpft von Passage 58 | | Geimpft von Passage 84 | | Geimpft von Passage 103 | |
|---|---|---|---|---|---|---|---|---|---|---|
| | a | b | a | b | a | b | a | b | a | b |
| 1 | $+(\frac{1}{10})$ | $+(\frac{1}{5})$ | $+(\frac{1}{10})$ | $+(\frac{1}{10})$ | $+(\frac{1}{5})$ | $+(\frac{1}{5})$ | $+(\frac{1}{5})$ | $+(\frac{1}{5})$ | $+(\frac{1}{5})$ | $+(\frac{1}{5})$ |
| 2 | +(2—3) | +(3—5) | +(2) | +(2—3) | +(8) | +(8) | +(5—8) | +(5—8) | +(6) | +(5—7) |
| 3 | ++ | ++ | ++ | ++ | ++ | ++ | ++ | ++ | +++ | +++ |
| 4 | — | — | — | — | — | — | ++ | +++ | ++++ | ++++ |
| 5 | — | — | — | — | — | — | — | ++ | ++++ | + |
| 6 | + s. w. | — | — | — | — | — | + s. w. | — | +++tot | — |
| 7 | + w. | — | + s. w. | + | — | + | + | — | | — |
| 8 | + | + s. w. | + | + | + | + w. | + | — | | ++ |
| 9 | + | + w. | + | + | + | + | + | + | | + |
| 10 | + s. w. | + s. w. | — | + w. | — | — | + | ++ | | + |
| 11 | — | — | — | + w. | — | + w. | + | + | | + |
| 12 | — | — | — | — | — | + w. | + | + | | + w. |
| 13 | — | + s. w. | + w. | — | + | — | + | + | | — |
| 14 | — | + w. | + | + | + w. | — | + | + | | + |
| 15 | + s. w. | + | + w. | + w. | + | — | + s. w. | + | | + |
| 16 | + | + w. | — | + w. | — | — | — | + | | — |
| 17 | + w. | — | — | + w. | — | — | — | — | | — |
| 18 | + s. w. | + | — | + w. | — | + s. w. | + w. | — | | — |
| 19 | — | — | + | — | — | + w. | — | — | | — |
| 20 | — | + s. w. | — | — | — | + | — | — | | — |
| 21 | — | — | + | + w. | — | — | — | — | | — |
| 22 | — | — | — | + w. | — | — | — | — | | — |
| 23 | — | — | — | — | — | — | — | — | | — |
| 24 | + s. w. | — | — | — | — | — | — | — | | — |
| 25 | — | — | — | — | — | + s. w. | — | — | | — |
| 26 | — | + s. w. | + w. | + s. w. | — | + | — | — | | — |
| 27 | — | — | — | + | — | — | — | — | | — |
| 28 | — | — | — | + w. | — | — | — | — | | — |
| 29 | — | — | — | — | — | — | — | — | | — |
| 30 | — | — | — | — | — | — | — | — | | — |
| 31 | — | — | — | — | — | — | — | — | | — |
| 32 | — | — | — | + w. | — | — | — | — | | — |
| 33 | — | — | — | + w. | — | — | — | — | | — |
| 34 | — | — | — | + | — | — | — | — | | — |
| 35 | — | — | — | + | — | — | — | — | | — |
| 36—50 | — | — | — | — | — | — | — | — | | — |

Reihe von Tieren gespritzt werden muß, schon zwischen dem ersten und letzten Tier ein Unterschied in der Infektion bemerkbar macht. Von dieser Verdünnung wurden 0,2 ccm intraperitoneal verimpft.

Die Ratten wurden mit 0,5 ccm der etwa 100fachen Blutverdünnung, welche eine Spirillenzahl von 3—4 enthielt, pro 100 g Tier intraperitoneal gespritzt.

Um den Verlauf der Krankheit bei Mäusen und Ratten, die in oben erwähnter Weise geimpft wurden, zu zeigen, gebe ich einige Beispiele in tabellarischer Form (Tabelle II u. III):

**Tabelle III. Verlauf der Erkrankung bei unbehandelten Ratten (ungefähr gleich starke Infektion bei steigender Virulenz).**

| Tage nach der Infektion | Geimpft von Passage 4 | | | Geimpft von Passage 59 | |
|---|---|---|---|---|---|
| | a | b | c | a | b |
| 1 | $+\left(\frac{1}{10}\right)$ | $+\left(\frac{1}{10}\right)$ | $+\,w\left(\frac{1}{20}\right)$ | $+\left(\frac{1}{5}\right)$ | $+\left(\frac{1}{8}\right)$ |
| 2 | + (5) | + (5) | + (3) | + (10) | + (3—5) |
| 3 | + + | + + | + + | + + + | + + + |
| 4 | + + + | + | + + | + + + | + + |
| 5 | + w. | + w | + | — | — |
| 6 | + | + | + | — | — |
| 7 | + + | + + | + + + | + w. | + w. |
| 8 | + | + | — | + | + |
| 9 | + w. | — | + s. w. | + | + + |
| 10 | + | + s. w. | + | + + + + | + + + |
| 11 | + + | + | + + | tot | + + + |
| 12 | — | + | — | | + |
| 13 | + w. | — | — | | + |
| 14 | — | — | — | | + |
| 15 | — | — | + s. w. | | + |
| 16 | — | + s. w. | — | | + |
| 17 | — | — | — | | — |
| 18 | — | — | — | | — |
| 19 | — | — | — | | — |
| 20 | — | — | + w. | | — |
| 21 | — | — | + w. | | — |
| 22 | — | — | — | | — |
| 23 | + s. w. | + s. w. | — | | — |
| 24 | — | + s. w. | — | | — |
| 25 | — | — | — | | — |
| 26 | — | — | — | | — |
| 27 | — | — | — | | — |
| 28 | — | — | — | | — |
| 29 | — | — | — | | — |
| 30 | — | — | — | | — |
| 31 | — | — | — | | — |
| 32 | — | — | — | | — |
| 33—50 | — | — | — | | — |

Wie man sieht, kommen die Spirillen schon am ersten Tage nach der Impfung in einer Zahl von etwa 1 in 5—10 Gesichtsfeldern im Blut zum Vorschein. Sie wächst stetig, so daß sie am zweiten Tage etwa 3—10, am dritten Tage 10—50 und darüber in einem Gesichtsfeld erreicht. Am vierten oder fünften Tage verschwinden die Parasiten vollkommen aus dem zirkulierenden Blut, um nach etwa 3 tägigem Intervall wieder zu erscheinen. Das erste Rezidiv dauert gewöhnlich 3 Tage. Vom zweiten Rezidiv an wird der Anfall immer leichter. Es ist kaum nötig, zu erwähnen, daß bei den einzelnen Tieren das ganze Krankheitsbild sich immer etwas verschieden gestaltet. Wie die Tabellen zeigen, treten bei den späteren Passagen mehr Spirillen im Blut auf, trotzdem ich, wie oben erwähnt, jedesmal die Vorsicht anwandte, weniger Keime einzuspritzen. Außerdem dauert der erste Anfall und das erste Rezidiv bei den Spätpassagen immer länger als bei den Frühpassagen; dagegen sind die nachfolgenden Rezidive bei den Spätpassagen überhaupt seltener und schwächer. Dies ist dadurch zu erklären, daß einem stärkeren Anfall stets auch höhere Immunität folgt. Es bedarf wohl kaum weiterer Erörterung mehr, daß dieser Unterschied in der Erkrankung der mit Früh- und Spätpassagen geimpften Tiere der durch die Passagen hervorgerufenen Virulenzsteigerung zuzuschreiben ist[1]). Dafür spricht ferner auch die Mortalität der erkrankten Tiere. Über dieses Verhalten gibt uns die umstehende Übersichtstabelle (Tabelle IV), in der die gesamten Kontrollmäuse nach der Passagenzahl in drei Gruppen getrennt aufgeführt sind, klaren Aufschluß.

In dieser Tabelle ist die Mortalität aller in der obenerwähnten Weise geimpften Kontrollmäuse in Prozenten angegeben. Die Dauer und Frequenzzahl der Rezidive ist nur bei denjenigen Mäusen erwähnt, die wenigstens einen Monat lang unter Beobachtung standen.

Hier tritt der Unterschied der Mortalität in den drei Gruppen ganz besonders stark hervor.

Vergleicht man den Verlauf der experimentellen Erkrankung mit dem des Rückfallfiebers beim Menschen, so sieht man, daß die bei meinen Mäusen erzeugte Krankheit nicht leicht ist. Selbst bei

---

[1]) Daß die Virulenz durch eine fortlaufende Züchtung in einer Tierart für dieselbe Tierspezies erhöht wird, ist schon aus den Versuchen von C. Fränkel (7) und Manteufel (5) zu ersehen.

Tabelle IV. Übersicht über den Krankheitsverlauf bei den gesamten Kontrollmäusen.

| | Passage 1—60 | | | | Passage 61—130 | | | | Passage 131—200 | | | |
|---|---|---|---|---|---|---|---|---|---|---|---|---|
| | Dauer (Tage) | | | Rezidiv-frequenz in Proz. | Dauer (Tage) | | | Rezidiv-frequenz in Proz. | Dauer (Tage) | | | Rezidiv-frequenz in Proz. |
| | Max. | Min. | Mittel | | Max. | Min. | Mittel | | Max. | Min. | Mittel | |
| I. Anfall . . . . | 5 | 2 | **3,3** | | 10 | 3 | **4,5** | | 6 | 3 | **4,3** | |
| I. Intervall . . . | 5 | 1 | 3,4 | | 3 | 1 | 2,2 | | 6 | 1 | 2,6 | |
| I. Rezidiv . . . . | 6 | 1 | **3,0** | 100 | 11 | 3 | **5,8** | 100 | 5 | 1 | **3,2** | 100 |
| II. Intervall . . . | 4 | 1 | 2,2 | | 5 | 1 | 2,6 | | 15 | 1 | 2,8 | |
| II. Rezidiv . . . . | 5 | 1 | **2,6** | 100 | 7 | 1 | **2,3** | 83 | 7 | 1 | **2,3** | 89 |
| III. Intervall . . . | 6 | 1 | 3,0 | | 9 | 3 | 4,7 | | 13 | 2 | 5,1 | |
| III. Rezidiv . . . . | 4 | 1 | **1,7** | 80,6 | 2 | 1 | **1,8** | 40 | 4 | 1 | **1,8** | 58 |
| IV. Intervall . . . | 11 | 1 | 4,0 | | | | | | 5 | 1 | 2,6 | |
| IV. Rezidiv . . . . | 3 | 1 | **1,3** | 51,6 | | | | | 4 | 2 | **3,0** | 15 |
| V. Intervall . . . | 9 | 1 | 4,1 | | | kamen nie vor | | | | | | |
| V. Rezidiv . . . . | 4 | 1 | **2,5** | 26,0 | | | | | | kamen nie vor | | |
| VI. u. VII. Rezidive | kamen nur ausnahms-weise vor | | | | | | | | | | | |
| **Mortalität** . . . . | **15,4 Proz.** | | | | **40,9 Proz.** | | | | **46,6 Proz.** | | | |

der ersten Gruppe überschreitet die Mortalitätsziffer diejenige des europäischen Recurrens bei weitem; die der zweiten Gruppe ist nur mit der Mortalität der schlimmsten Epidemie, wie sie in Bombay nach der letzten großen Hungersnot beobachtet worden ist, zu vergleichen, wo sie nach Choksy (8) 40% erreicht haben soll.

Im obigen habe ich den Infektionsmodus beschrieben, wie er für den Hauptteil meiner Versuche in Anwendung kam. Natürlich habe ich manchmal den Versuch mit noch stärkerer Infektion angestellt, und ich werde später bei Beschreibung der betreffenden Versuche besondere Angaben hierüber machen.

Der Heilversuch selbst geschah gewöhnlich in der Weise, daß am ersten Tage nach der Impfung verschiedene Dosen des zu prüfenden Mittels, dessen Dosis tolerata vorher an gesunden Tieren bestimmt war, den Versuchstieren eingespritzt wurden. Die Einverleibung der Substanz erfolgte in der Regel durch subcutane Injektion, zuweilen auch intrastomachal. Wenn nötig, wurde das Mittel wiederholt, zwei- oder mehreremal angewandt. Nach der Injektion wurde das Blut auf Spirillengehalt in oben beschriebener Weise, täglich mikroskopisch untersucht. War die betreffende Sub-

stanz wirksam, so verschwanden die Spirillen nach 1 oder 2 Tagen
aus dem Blut, bei ungenügender Wirksamkeit jedoch kamen sie
früher oder später wieder zum Vorschein. Die mikroskopische Untersuchung wurde 60 Tage lang fortgesetzt, weil bei den behandelten
Tieren manchmal erst nach einem Zeitraum von 50 Tagen das erste
Rezidiv auftrat. Die bei der Untersuchung gefundene Spirillenzahl
wurde mit den oben angegebenen Zeichen notiert. Ein negativer
Blutbefund besagt natürlich nicht, daß das Tier überhaupt von
Spirillen ganz frei gewesen ist, sondern nur, daß Spirillen in dem
einen Bluttropfen nicht zu finden waren, mit anderen Worten, daß
die Spirillenzahl jenseits der mikroskopisch nachweisbaren Grenze
lag. Daher kann das als negativ notierte Blut zwar sehr häufig in
der Tat vollständig parasitenfrei sein, es kann aber auch noch eine
ganz minimale Anzahl von Spirillen enthalten, die doch noch imstande waren, ein Rezidiv auszulösen. Mit welcher Zurückhaltung
man das Resultat der mikroskopischen Untersuchung beurteilen
muß, geht daraus hervor, daß bei einer Versuchsmaus unmittelbar
nach dem Anfall Spirillen weder im Herzblut noch in den emulgierten
Organen (Knochenmark, Milz, Leber, Hoden, Gehirn) mikroskopisch
nachweisbar waren. Spritzte ich aber diese Organemulsion wiederum in Mäuse ein, so konnten bei sämtlichen Tieren nach Verlauf
von 3—5 Tagen Spirillen im Blut nachgewiesen werden. Daß die
Überimpfung des Blutes in einer parasitenfreien Periode ein positives Resultat ergibt, wurde schon von Breinl und Kinghorn (2)
nachgewiesen. Ob diese Infektion aber, wie die Autoren meinen,
durch Vorhandensein einer granulaartigen Dauerform bedingt oder
durch mikroskopisch nicht mehr nachweisbare Anwesenheit mini-
maler Spirillenexemplare hervorgerufen wird, muß hier vorläufig
dahingestellt bleiben. So viel ist jedenfalls sicher, daß man von
einer negativen mikroskopischen Untersuchung des Blutes nicht
mit Sicherheit auf seine Sterilität schließen kann. Das erschwert
natürlich das Studium der sterilisierenden Kraft eines Mittels sehr.
Wie oft man aber tatsächlich zu falschen Schlüssen gelangt, wenn
man sich nur auf die mikroskopische Diagnose verläßt, und wie
man diesem Übelstand entrinnen kann, davon soll später noch
die Rede sein.

Zu fast sämtlichen Versuchen, die über die Wirksamkeit der
zahlreichen Mittel orientieren sollten, wurden die Recurrensspirillen verwendet. Gab sich bei diesen Versuchen eine Wirkung zu

erkennen, so wurden weitere Experimente mit den beiden anderen Spirillenarten angeschlossen.

Als Mittel kamen zur Anwendung Farbstoffe, Arsenikalien, metallische und verschiedene organische Verbindungen.

## A. Farbstoffe.

Bisher wurden etwa 200 Farbstoffe verschiedener Gruppen auf ihre Wirksamkeit geprüft, von denen jedoch nur die folgenden zu erwähnen sind:

### 1. Farbstoffe der Thiazinreihe.

Methylenblau und seine Verwandten zeigen im Reagensglasversuch im allgemeinen eine hohe Abtötungskraft. Ich lasse einige Beispiele in der untenstehenden Tabelle folgen.

Tabelle V. Abtötungsversuch im Reagensglas.

Farbstoffe sind in Wasser gelöst und mit 0,85 proz. Kochsalzlösung weiter verdünnt, dann mit verdünntem Spirillenblut zu gleichen Teilen gemischt.

| Endverdünnung \ Farbstoff | Methylenblau | Dimethyl-toluthioninchlorid | Diäthyl-toluthioninchlorid | Methylen-violett | Lauths Violett |
|---|---|---|---|---|---|
| 1:60 000 | unbeweglich | unbeweglich | unbeweglich | unbeweglich | unbeweglich |
| 1:200 000 | ,, | ,, | ,, | ,, | ,, |
| 1:600 000 | ,, | ,, | ,, | ,, | ,, |
| 1:2 000 000 | ,, | ,, | ,, | ,, | meist unbeweglich, einige beweglich |
| 1:6 000 000 | ,, | meist unbeweglich, einige noch beweglich | eine Hälfte unbeweglich, andere schwach beweglich | ,, | beweglich |
| 1:20 000 000 | meist unbeweglich, einige noch beweglich | ,, | schwach beweglich | meist unbeweglich, einige beweglich | ,, |
| 1:60 000 000 | beweglich | beweglich | ,, | ,, | ,, |
| 1:200 000 000 | ,, | ,, | beweglich | meist beweglich | ,, |

Bei Verdünnung des Farbstoffes mit Rohrzuckerlösung ist die Wirksamkeit etwas schwächer, als in der Tabelle angegeben. In diesen Reagensglasversuchen unbeweglich gewordene Spirillen erzeugen, in den Tierkörper eingespritzt, keine Infektion mehr, oder erst nach langer Inkubation eine schwache Infektion.

Im Gegensatz zu dieser starken parasiticiden Wirkung im Reagensglas versagen die Farbstoffe dieser Gruppe im infizierten Tierkörper aber ganz, auch wenn man dem Tier viel mehr einspritzt, als im Reagensglas zur Abtötung nötig ist.

### Tabelle VI. Heilversuch an Mäusen mit Methylenblau.

| Tage nach der Impfung | Kontrolle | | Behandelte Mäuse | |
|---|---|---|---|---|
| | a | b | c | d |
| 1. | $+ (\frac{1}{10})$ | $+ (\frac{1}{5})$ | $+ (\frac{1}{10})$ | $+ \text{w.} (\frac{1}{30})$ |
| Dose pro 20 g | Ø | Ø | 1 : 600 | 1 : 700 |
| 2. | $+ (2-3)$ | $+ (3-5)$ | $+ (1)$ | $+ (\frac{1}{2})$ |
| 3. | $++$ | $++$ | $+ (8-10)$ | $++$ |
| 4. | — | — | $++$ | $+$ |
| 5. | — | — | $+++$ | — |
| 6. | $+$ s. w. | — | $+++$ tot | — |

### Heilversuch an Mäusen mit Methylenazur.

| Tage nach der Impfung | a | b | c | d |
|---|---|---|---|---|
| 1. | $+ \text{w.} (\frac{1}{20})$ | $+ \text{w.} (\frac{1}{20})$ | $+ \text{w.} (\frac{1}{20})$ | $+ (\frac{1}{10})$ |
| Dose | Ø | Ø | 1 : 400 | 1 : 500 |
| 2. | $+ (4-5)$ | $+ (5)$ | $+ (3-4)$ | $+ (3)$ |
| 3. | $++$ | $++$ | $++$ | $+++$ |
| 4. | — | — | $+++$ | $+$ |
| 5. | — | — | $++++$ tot | — |
| 6. | — | — | | — |

### Heilversuch an Mäusen mit Diäthyltoluthionin.

| Tage nach der Impfung | a | b | c | d |
|---|---|---|---|---|
| 1. | $+ (\frac{1}{5})$ | $+ (\frac{1}{10})$ | $+ (\frac{1}{10})$ | $+ (\frac{1}{5})$ |
| Dose | Ø | Ø | 1 : 200 | 1 : 250 |
| 2. | $++$ | $+ (8-10)$ | $+ (3-5)$ | $+ (2-3)$ 1 : 250 |
| 3. | $++$ | $++$ | $+++$ | $++$ |
| 4. | — | — | $+++$ | $++$ |
| 5. | — | — | $+$ | — |
| 6. | — | — | | — |

Anmerkung: 1 ccm von angegebenen Verdünnungen pro 20 g Maus subcutan eingespritzt.

Wie aus dieser Tabelle hervorgeht, ist z. B. vom Methylenblau, auf das Körpergewicht der Maus gerechnet, etwa 500 mal soviel injiziert, als im Reagensglasversuch zur Abtötung ausreichend war. Es spricht dies dafür, daß dieser Farbstoff viel stärker organotrop ist als parasitotrop. Betrachtet man die Tabelle genau, so sieht man, daß zwar am ersten Tage nach der Injektion die Spirillenzahl bei den behandelten Tieren etwas weniger zahlreich ist als bei den Kontrollmäusen; aber schon einen Tag später, also am 2. Tage nach der Behandlung, hat sich das Bild wesentlich verändert, indem jetzt die behandelten Tiere eine stärkere Spirillenzahl aufweisen als die Kontrollen. Dies Verhalten ist darauf zurückzuführen, daß die Gesamtmenge des eingespritzten Mittels nicht sofort von den Tierorganen gefesselt wird, sondern daß ein Teil eine Zeitlang frei bleibt. In dieser Periode kann die Substanz auf die Parasiten einigen Einfluß ausüben, daher findet man am ersten Tage weniger Parasiten in ihrem Blut als im Blut der Kontrollen. Bevor jedoch das Mittel seine Wirkung auf die Parasiten voll entfalten kann, wird es schon zum größten Teil von den Organen gebunden und ist infolgedessen wirkungslos. Diese ungenügende Abtötungskraft wirkt nunmehr als Reiz auf die Parasiten; die Behandlung hat deshalb keinen günstigen Einfluß auf die Krankheit, sondern diese wird im Gegenteil durch das Mittel verlängert und verschlimmert. Ehrlich (9) hat dieses eigenartige Verhalten als „effectus contrarius" bezeichnet.

Im Vergleich zu den Thiazinfarbstoffen wirken die Oxazine im Reagensglas etwa 1000 mal schwächer, und im Tierkörper entfalten sie gar keine Wirkung.

### 2. Benzidinfarbstoffe.

Diese Gruppe wurde einer eingehenden Prüfung unterzogen, weil ihre sterilisierende Wirkung auf die Trypanosomen ja schon lange allgemein bekannt ist und einige Autoren an ihr auch bereits mit Erfolg bei Recurrens eine gewisse Wirkung gefunden zu haben glauben.

Tabelle VII. Abtötungsversuch im Reagensglas mit Benzidinfarbstoffen.
(Farbstoffe im Wasser gelöst, weiter mit 8 proz. Rohrzuckerlösung verdünnt, mit gleichen Teilen verdünnten spirillenhaltigen Blutes gemischt.)

| Endkonzentration \ Farbstoff | Nagarot | Trypanblau | Trypanrot | Cl | Ph |
|---|---|---|---|---|---|
| 1 : 200 | überhaupt keine Spirillen | beweglich | unbeweglich | unbeweglich | beweglich |
| 1 : 400 | fast keine Spirillen | „ | beweglich | „ | „ |
| 1 : 1000 | unbeweglich | „ | „ | „ | „ |
| 1 : 2000 | „ | „ | „ | „ | „ |
| 1 : 4000 | „ | „ | „ | schwach bewegl. | „ |
| 1 : 10 000 | beweglich | „ | „ | „ | „ |
| 1 : 20 000 | „ | „ | „ | gut beweglich | „ |

Bemerkung: Nagarot ist Benzidin + 2, 3, 6 - Naphthylamindisulfosäure = Trypanrot — ein Schwefelsäurerest. Cl ist Amidonaphtholdisulfosäure 1, 8, 3, 6 + Benzidin; Ph ist Amidonaphtholdisulfosäure 1, 3, 8, 6 + Paradiamidodiphenylurea. Cl ist bei 1 : 1000 noch nicht ganz, erst bei 1 : 2000 klar gelöst.

Von diesen Farbstoffen wirkt im Reagensglas Nagarot und Cl am stärksten, wie aus obiger Tabelle hervorgeht. Die Wirkungsweise des Nagarot ist eine ganz eigentümliche: Die Spirillen verschwinden bei starker Konzentration der Substanz ganz aus dem Gemisch, dabei ist das Mittel auch sehr giftig gegen die Blutzellen. Wenn man nun mit diesem Farbstoff in der beschriebenen Weise einen Heilversuch an Mäusen anstellt, so kann man nur bei Nagarot und Trypanrot eine Spur sterilisierender Wirkung erkennen. Selbst bei ganz schwachen Infektionen, bei denen am ersten Tage nach der Infektion noch keine oder nur sehr wenige und erst am zweiten Tage wenig Spirillen im Blut nachzuweisen sind, konnte mit Nagarot und Trypanblau das Blut der Versuchstiere nur 3—4 Tage lang spirillenfrei erhalten werden. Natürlich waren hier Rezidive unvermeidlich. Diese Farbstoffe zeigten also, wie schon Vassel und Manteufel gefunden haben, eine gewisse Wirkung, die aber so schwach ist, daß man die Substanzen nicht einmal als Kombinationsmittel in Betracht ziehen kann.

## B. Arsenikalien.

### 1. Atoxyl.

Glaubermann und Iversen geben an, mit Atoxyl beim Menschen einige Heilerfolge erzielt zu haben, bei unseren Tierversuchen konnten wir aber, wie die umstehende Tabelle VIII zeigt, mit dem Mittel bei subcutaner Anwendung bei Mäusen eine Heilwirkung nicht erkennen.

Nur bei Verfütterung von Atoxyl haben wir einige Wirkung erreichen können, aber nur wenn die Fütterung schon 7 Tage vor der Infektion begonnen und weitere 7 Tage nach der Infektion fortgesetzt wurde. Auf diese Weise gelang es mir, zwei Mäuse dauernd parasitenfrei zu machen. Füttert man nur vor der Infektion, so kommt der erste Anfall etwas schwächer zum Ausbruch als bei den Kontrollen, aber bei den Rezidiven tritt dann kein Unterschied mehr zutage; beginnt man dagegen mit der Fütterung erst nach der Infektion, so ist der erste Anfall bei den behandelten Tieren und den Kontrollen fast gleich, und nur die Rezidive treten bei ersteren etwas später auf (siehe Tabelle IX).

16          S. Hata.

Tabelle VIII.  Heilversuch mit Atoxyl und Arsacetin.

| Maus | | Kontrolle | | Atoxyltiere | | | | Arsacetintiere | | | |
|---|---|---|---|---|---|---|---|---|---|---|---|
| | Nr. | 1 | 2 | 3 | 4 | 5 | 6 | 7 | 8 | 9 | 10 |
| | Gewicht | 15 | 15 | 19 | 22 | 22 | 24 | 17 | 17 | 17 | 18 |

Infektion: je 0,2 ccm pro Maus von einer Blutverdünnung (Spirillenzahl $\frac{1}{2}$) intraperitoneal.

| | | | Kontrolle | | Atoxyltiere | | | | Arsacetintiere | | | |
|---|---|---|---|---|---|---|---|---|---|---|---|---|
| I. Anfall | 1. Tag | Spirillenzahl | $+(\frac{1}{5})$ | $+(\frac{1}{5})$ | $+(\frac{1}{10})$ | $+(\frac{1}{5})$ | $+(\frac{1}{10})$ | $+(\frac{1}{10})$ | $+(\frac{1}{10})$ | $+(\frac{1}{5})$ | $+(\frac{1}{10})$ | $+(\frac{1}{5})$ |
| | | Dose pro 20 g | | | 1:300 | 1:300 | 1:450 | 1:450 | 1:30 | 1:30 | 1:45 | 1:45 |
| | 2. Tag | Spirillenzahl | ++ | ++ | +(3—5) | +(2) | +(5) | +(3—5) | $+(\frac{1}{5})$ | $+\,\mathrm{w.}(\frac{1}{50})$ | +(2) | $+(\frac{1}{2})$ |
| | | Dose | | | | | | | | 1:30 | | 1:45 |
| | 3. Tag . . . . . . . | | ++ | ++ | ++ | ++ | +++ | +++ | +(3—4) | — | +(5) | — |
| | 4. Tag . . . . . . . | | — | — | +(5—8). | +(2) | ++ | — | — | — | — | — |
| I. Rezidiv | Am Tage . . . . . . | | 8. | 8. | tot. | tot | tot | 7. | 8. | 7. | 8. | 8. |
| | Dauer . . . . . . . | | 3 | 2 | | | | 3 | 3 | 5 | 1 | 2 |
| | Höchste Spirillenzahl . . | | + | + | | | | + | + | + | + | + |
| II. Rezidiv | Am Tage . . . . . . | | 12. | 11. | | | | 11. | nicht | nicht | nicht | nicht |
| | Dauer . . . . . . . | | 2 | 3 | | | | 1 | weiter | weiter | weiter | weiter |
| | Höchste Spirillenzahl . . | | + | + | | | | + w. | beobachtet | beobachtet | beobachtet | beobachtet |
| III. Rezidiv | Am Tage . . . . . . | | 15. | 17. | | | | nicht | | | | |
| | Dauer . . . . . . . | | 1 | 2 | | | | weiter be- | | | | |
| | Höchste Spirillenzahl . . | | + s. w. | + | | | | obachtet. Blind! | | | | |

Bemerkung: Mittel sind subcutan eingespritzt.

### Tabelle IX. Fütterung mit Atoxyl (Atoxyl 0,01 pro Cake).

| Maus | Nr.<br>Gewicht | 1<br>15 | 2<br>15 | 3<br>16 | 4<br>17 | 5<br>18 | 6<br>17 | 7<br>15 | 8<br>15 |
|---|---|---|---|---|---|---|---|---|---|
| Behandlung vor Infektion | | Kontrolle ∅ | | 7 Tage lang Fütterung | | 7 Tage lang Fütterung | | ∅ | |
| Infektion: 0,2 ccm pro Maus, von einer Blutverdünnung (Spirillenzahl $\frac{1}{2}$) intraperitoneal | | | | | | | | | |
| Behandlung nach Infektion | | ∅ | | ∅ | | 7 Tage lang Fütterung | | 7 Tage | 14 Tage |
| I. Anfall | 1. Tag . . . . . . . | $+$ w. | $+$ w. | $+$ w. | $--$ | $-$ | $-$ | $+$ w. | $+(\frac{1}{5})$ |
| | 2. Tag . . . . . . . | $+(2$—$3)$ | $+(10)$ | $+(1)$ | $+(\frac{1}{10})$ | $-$ | $-$ | $+(1)$ | $+(10)$ |
| | 3. Tag . . . . . . . | $++$ | $+++$ | $+(10)$ | $+(10)$ | $-$ | $-$ | $+(5)$ | $+++$ |
| | 4. Tag . . . . . . . | $+$ | $-$ | $-$ | $-$ | $-$ | $-$ | $-$ | $++$ |
| I. Rezidiv | Am Tage . . . . . . | 8. | 8. | 7. | 7. | 0 | 0 | 15. | 25. |
| | Dauer . . . . . . . | 2 tot | 3 | 3 | 1 | | | 2 | 2 |
| | Höchste Spirillenzahl | $++$ | $+$ | $+$ w. | $+$ s. w. | | | $+$ | $+$ |
| II. Rezidiv | Am Tage . . . . . | | 12. | 12. | 10. | | | 20. | |
| | Dauer . . . . . . | | 3 | 2 | 1 | | | 1 | |
| | Höchste Spirillenzahl | | $+$ | $+$ w. | $+$ | | | $+$ s. w. | |
| III. Rezidiv | Am Tage . . . . . | | 19. | 15. | 13. | | | 31. | |
| | Dauer . . . . . . | | 1 | 1 | 1 | | | 1 | |
| | Höchste Spirillenzahl | | $+$ s. w. | $+$ w. | $+$ w. | | | $+$ s. w. | |
| IV. Rezidiv | Am Tage . . . . . | | | 20. | 19. | | | | |
| | Dauer . . . . . . | | | 1 | 1 | | | | |
| | Höchste Spirillenzahl | | | $+$ s. w. | $+$ s. w. | | | | |
| Bemerkung:<br>Reinfektion nach 2 Monaten | | | | | | dauernd frei positiv | | negativ | |

## 2. Arsacetin.

Die Resultate Iversens am Menschen mit der Arsacetinbehandlung scheinen günstiger zu sein als diejenigen mit Atoxyl.
Bei unseren Versuchstieren (Mäusen) konnte ich nur durch zweimalige Injektion hoher Arsacetindosen das Blut spirillenfrei
machen, jedoch ohne dauernden Erfolg. Immerhin ist auch hier
das Resultat mit Arsacetin, wie aus Tabelle VIII ersichtlich ist,
etwas günstiger als mit Atoxyl.

## 3. Arsenophenylglycin.

Bei Anwendung am ersten Tage nach der Infektion übt auch
dieses Mittel keine Wirkung auf das Rückfallfieber von Mäusen
aus. Nur einmal konnte ich mit maximalen Dosen und Injektion
gleichzeitig mit der Infektion das Tier parasitenfrei machen. Auch
bei Kombination mit Sublimat zeigt das Arsenophenylglycin keinen
besseren Heilerfolg.

                                   S. Hata.

Diese drei Arsenikalien sind nur deshalb hier erwähnt, weil sie als sehr wirksam gegen Trypanosomen bekannt sind.

Von im allgemeinen besserer Wirkung waren die folgenden Substanzen, die sämtlich im Georg Speyer - Hause von Herrn Dr. Bertheim dargestellt und mir zu meinen Versuchen übergeben worden sind.

### 4. Arsenophenol.

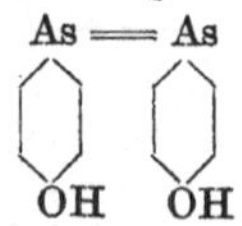

Dieses Mittel oxydiert sehr leicht und muß aus diesem Grunde stets in Vakuumröhrchen eingeschmolzen aufbewahrt werden.

Tabelle X. Heilversuch mit Arsenophenol.

| Maus | Nr. | 1 | 2 | 3 | 4 | 5 | 6 | 7 | 8 |
|---|---|---|---|---|---|---|---|---|---|
| | Gewicht | 13 | 14 | 14 | 14 | 14 | 14 | 14 | 14 |

Infektion: je 0,2 ccm pro Maus von einer Blutverdünnung (Spirillenzahl $\frac{1}{2}$) intraperitoneal.

| | | 1 | 2 | 3 | 4 | 5 | 6 | 7 | 8 |
|---|---|---|---|---|---|---|---|---|---|
| **I. Anfall** | 1. Tag — Spirillenzahl Dose pro 20 g | +w. | +w. | +$(\frac{1}{10})$ 1:1500 | +$(\frac{1}{10})$ 1:1500 | +w 1:2000 | +$(\frac{1}{10})$ 1:2000 | +$(\frac{1}{10})$ 1:3000 | +w. 1:3000 |
| | 2. Tag | +(4—5) | +(2) | +(1) | +$(\frac{1}{8})$ | +$(\frac{1}{5})$ | +(1) | +$(\frac{1}{8})$ | +(2) |
| | 3. Tag — Spirillenzahl Dose pro 20 g | ++ | +++ | — | — 1:1500 | — | — 1:2000 | — | — 1:3000 |
| | 4. Tag | — | +w. | — | — | — | — | — | — |
| | 5. Tag | — | +s. w. | — | — | — | — | + | — |
| **I. Rezidiv** | Am Tage | 8. | 8. | 18. | 0 | 9. | 0 | 5. | 15. |
| | Dauer | 4 | 2 | 1 | | 1 | | 2 | 3 |
| | Höchste Spirillenzahl | +w. | + | + | | +s. w. | | + | + |
| **II. Rezidiv** | Am Tage | 13. | 13. | 22. | | 19. | | 20. | 19. |
| | Dauer | 2 | 2 | 2 | | 2 | | 1 | 2 |
| | Höchste Spirillenzahl | + | + | + | | + | | +s. w. | +w. |
| **III. Rezidiv** | Am Tage | 21. | 17. | 26. | | 22. | | nicht weiter beobachtet | nicht weiter beobachtet |
| | Dauer | 1 | 1 | 2 | | 2 | | | |
| | Höchste Spirillenzahl | +s. w. | +w. | +w. | | +w. | | | |
| **IV. Rezidiv** | Am Tage | 23. | 20. | kein Rezidiv mehr | | 26. | | | |
| | Dauer | 1 | 2 | | | 2 | | | |
| | Höchste Spirillenzahl | +w. | + | | | +w. | | | |
| Bemerkungen | | später 2 Rezidive | später 2 Rezidive | | dauernd frei | später 1 Rezidiv | dauernd frei | | |

Trotzdem tut man gut, vor der Anwendung nochmals mit Hydrosulfit zu reduzieren. Wenn man von dieser Substanz die hohen Dosen (bis 1 : 2000) zweimal injiziert, so kann man einen dauernden Heilerfolg erzielen, mit einmaliger Injektion selbst der höchstertragenen Dosis (1 : 1500) kommt man indessen nicht aus.

### 5. Tetrachlorarsenophenol und Tetrabromarsenophenol.

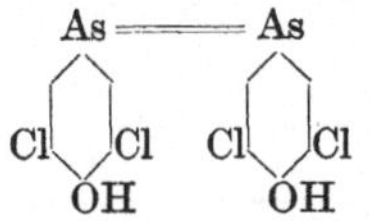

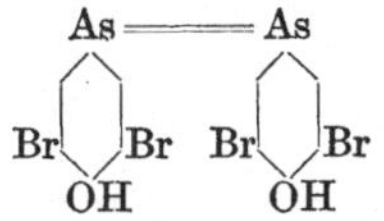

Diese beiden Substanzen sind in ihrer Wirksamkeit etwas schwächer als das Arsenophenol. So kann man nur bei schwächerer Infektion und durch Wiederholung der höchsten Dosen — und auch dann selten — dauernden Heilerfolg erzielen.

### 6. Dichlorphenolarsinsäure.

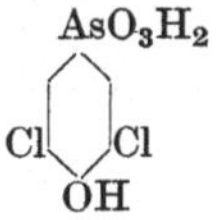

Diese Substanz ist in Wasser glatt löslich und die wässerige Lösung läßt sich mit Sodalösung leicht neutralisieren. Die Dosis tolerata ist für gesunde Mäuse 1 : 75; eine Dosis von 1 : 100 ist zur dauernden Sterilisierung vollkommen ausreichend. Daher in dem Verhältnisse von Dosis curativa zur Dosis tolerata ist diese Substanz viel günstiger als die oben erwähnten.

Leider hat dieses Mittel eine sehr unangenehme Nebenwirkung, da sich bei den damit behandelten Mäusen zwei Wochen nach der Behandlung eine Störung des Nervensystems einstellt, die sich in chronischem Zittern in Kopf und Nacken äußert. Diese Erscheinung dauert wochenlang an und schließlich werden die Mäuse zu Tanzmäusen. Aus diesem Grunde muß natürlich die Dichlorphenolarsinsäure von der praktischen Anwendung ganz ausgeschaltet werden.

### Tabelle XI. Heilversuch mit Dichlorphenolarsinsäure.

| Maus | Nr. | Kontrolle: 1 | 2 | 3 | 4 | 5 |
|---|---|---|---|---|---|---|
|  | Gewicht | 14 | 15 | 15 | 15 | 16 |
| **Infektion: je 0,2 ccm pro Maus von einer Blutverdünnung (Spirillenzahl $\frac{1}{2}$)** | | | | | | |
| I. Anfall | 1. Tag — Spirillenzahl Dose pro | $+$ w. | $+$ w. | $+$ w. 1:75 | $+$ w. 1:100 | $+(\frac{1}{10})$ 1:150 |
| | 2. Tag . . . . . . . | $+(1)$ | $++$ | — | $+$ w. | $+(\frac{1}{7})$ |
| | 3. Tag . . . . . . . | $+(8)$ | $+++$ | — | — | $+(\frac{1}{8})$ |
| | 4. Tag . . . . . . . | — | $+++$ | — | — | $+$ s. w. |
| | 5. Tag . . . . . . . | — | $+++$ | — | — | $+$ s. w. |
| | 6. Tag . . . . . . . | — | tot | — | — | $+$ s. w. |
| I. Rezidiv | Am Tage . . . . . . | 8. | | 0 | 0 | 8. |
| | Dauer (Tage) . . . . | 3 | | | | 3 |
| | Höchste Spirillenzahl . | $+$ | | | | $+$ s. w. |
| II. Rezidiv | Am Tage . . . . . . | tot | | | | 15. |
| | Dauer (Tage) . . . . | | | | | 1 |
| | Höchste Spirillenzahl . | | | | | $+$ s. w. |
| III. Rezidiv | Am Tage . . . . . . | | | | | 23. |
| | Dauer (Tage) . . . . | | | | | 1 |
| | Höchste Spirillenzahl . | | | | | $+$ w. |
| IV. Rezidiv | Am Tage . . . . . . | | | | | 28. |
| | Dauer (Tage) . . . . | | | | | 2 |
| | Höchste Spirillenzahl . | | | | | $+$ s. w. |
| V. Rezidiv | Am Tage . . . . . . | | | | | kein |
| | Dauer (Tage) . . . . | | | | | Rezidiv |
| | Höchste Spirillenzahl . | | | | | mehr |
| VI. Rezidiv | Am Tage . . . . . . | | | | | |
| | Dauer (Tage) . . . . | | | | | |
| | Höchste Spirillenzahl . | | | | | |
| Bemerkungen: | | | | dauernd frei | dauernd frei | |

### 7. Dioxydiamidoarsenobenzol und sein salzsaures Salz.

As $=$ As
NH$_2$ — OH — OH — NH$_2$

ClHNH$_2$ — OH — OH — NH$_2$ClH

Unter allen bisher untersuchten Substanzen haben diese beiden die stärkste Wirksamkeit gezeigt, aus welchem Grunde ich hier etwas näher auf die Versuche eingehe.

Das Dioxydiamidoarsenobenzol (das ich der Kürze halber mit Nr. 592 bezeichnen möchte) stellt ein hellgelbes Pulver dar, das wegen seiner leichten Oxydierbarkeit nur in Vakuumröhrchen aufbewahrt wird. Es löst sich nicht in Wasser, sondern nur in mit Natronlauge alkalisch gemachtem Wasser. Das salzsaure Salz dieser Verbindung aber (das ich Nr. 606 nenne) löst sich in Wasser zwar langsam, aber endlich ganz klar auf. Diese Lösung reagiert natürlich sauer und wird im Tierkörper nur sehr schwer resorbiert, so daß man sie im Heilversuch in dieser Form nicht anwenden kann. Mit Natronlauge neutralisiert, bildet sich zuerst das Monochlorsalz und dann neutrales Salz, das sofort ausfällt. Erst bei weiterem Zusatz von Alkali löst es sich wieder ganz klar; hier hat sich also wieder Alkalisalz gebildet. Die Lösung reagiert ziemlich stark alkalisch. Ob man das Präparat 592 in Natronlauge löst oder das salzsaure Salz (606) mit Natron alkalisiert, ergibt ein gleiches Resultat; bei beiden bildet sich nämlich das Natriumsalz von Dioxydiamidoarsenobenzol

$$\text{As}=\!=\!=\text{As}$$

$$\text{NH}_2\underset{\text{ONa}}{\bigcirc}\quad\underset{\text{ONa}}{\bigcirc}\text{NH}_2$$

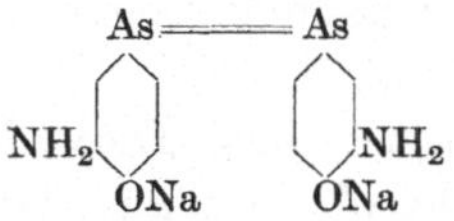

Tatsächlich sind beide Lösungen in ihrer Toxizität und Wirksamkeit, wie wiederholte Untersuchungen ergeben haben, ganz gleich. Trotzdem ziehen wir doch das saure Salz 606 dem 592 für die Heilversuche vor, weil der bei der Neutralisierung frisch ausgefallene Niederschlag sich mit weniger Alkali leichter auflöst als das trockene 592, so daß die Endlösung weniger stark alkalisch ist. Wieviel Natronlauge zur Auflösung von 606 nötig ist, läßt sich aus folgender Titrierung ersehen: 1 g Substanz gelöst mit 10 ccm Methylalkohol und 90 ccm Wasser titriert mit Normalnatronlauge. Bei 2,2 ccm tritt bleibende Trübung ein; bei 5,4 ccm ist der Niederschlag eben gerade wieder aufgelöst.

Daher erfolgt die Lösung der Substanz 606 am besten in folgender Weise: 0,2 g Substanz werden abgewogen und in ein steriles Reagensglas gebracht. Man setzt zuerst etwa 0,5 ccm Methylalkohol und dann 5 ccm Wasser hinzu und zerrührt mit einem Glasstäbchen. Ist die Lösung größtenteils erfolgt, so gießt man den gelösten Teil in einen Meßzylinder ab, fügt zum Rest wieder etwas Wasser und 0,4 ccm Normalnatronlauge hinzu und

zerrührt, bis komplette Lösung erfolgt ist. Werden nun die beiden
Lösungen im Meßzylinder zusammengegossen, so bildet sich hier
eine Trübung. Man fügt 0,8 ccm Normalnatronlauge hinzu und
rührt mit dem Glasstäbchen leicht um. Der Niederschlag löst
sich dann ganz auf. Die angegebene Menge Natronlauge ist etwas
mehr, als eigentlich zur Lösung notwendig ist; ich habe sie aber
absichtlich so bemessen, um die Auflösung möglichst zu beschleunigen, was wegen der leichten Oxydierbarkeit der Substanz sehr
wichtig ist. Nun fügt man unter stetem Umrühren stark ver-
dünnte Essigsäure tropfenweise hinzu, bis die gebildete Flocke
nur schwer sich auflöst und setzt schließlich einen Tropfen Natronlauge zu, um die Lösung ganz klar zu machen. Dann wird mit
Wasser auf bestimmtes Volumen aufgefüllt. Um die Oxydation
möglichst einzuschränken, muß man bei der Lösung sehr schnell
verfahren; dabei ist starkes Schütteln zu vermeiden, damit sich
nicht in der Lösung Luftbläschen bilden. Natürlich verbietet sich
aus diesem Grunde auch eine Filtration der Lösungen; daher muß
das zur Lösung zu verwendende Wasser, Natronlauge und Essigsäure stets ganz klar sein.

Im Reagensglas tötet das Dioxydiamidoarsenobenzol die
Spirillen überhaupt nicht ab, wie aus der folgenden Tabelle hervorgeht.

Tabelle XII.  Abtötungsversuch mit Dioxydiamidoarsenobenzol.
Lösung mit 0,85 proz. NaCl-Lösung weiter verdünnt.

| End-konzentration | Versuch mit 592 | | Kontrolle (mit entsprechendem Alkaligehalt) | |
|---|---|---|---|---|
| | Im Reagensglas | Gemisch in Maus eingespritzt | Im Reagensglas | Gemisch in Maus eingespritzt |
| 1 : 2000 | unbeweglich | | unbeweglich | |
| 1 : 4000 | „ | negativ | „ | negativ |
| 1 : 10000 | beweglich | „ | beweglich | + nach 2 Tagen |
| 1 : 20000 | „ | + erst nach 7 Tagen | „ | |
| 1 : 40000 | „ | + nach 6 Tagen | „ | |
| 1 : 100000 | „ | + nach 2 Tagen | „ | |

Man sieht hier, daß bei höheren Konzentrationen die Spirillen
unbeweglich geworden sind, aber das ist auf den Alkaligehalt der
Lösung, nicht auf die Substanz selbst zurückzuführen, wie durch
das Verhalten der Kontrollen klar bewiesen wird. Spritzt man
aber solche noch bewegliche Spirillen enthaltende Blutgemische

Mäusen ein, so ist sofort ein deutlicher Unterschied im Vergleich
zu den Kontrollen zu konstatieren. Bei höheren Konzentrationen
kommt die Infektion gar nicht oder nur sehr spät zum Ausbruch
und je niedriger die Konzentration ist, desto früher geht die Infektion an. Erst bei einer Konzentration von 1 : 100 000 geht die
Infektion am gleichen Tage wie bei den Kontrollen an. Hieraus
sehen wir, daß bei den Konzentrationen von 1 : 10 000 bis 1 : 40 000
die Spirillen zwar noch ihre Beweglichkeit beibehalten, daß der
größte Teil indessen seine Vermehrungsfähigkeit im Tierkörper
eingebüßt hat und nur einige resistentere Spirillen noch vermeh-
rungsfähig geblieben sind.

Die Toxizität des Dioxydiamidarsenobenzols bei verschiedenen Tieren ist wie folgt:

| Tierspezies | Anwendungsweise | Dosis tolerata | | |
|---|---|---|---|---|
| Maus | subcutan | 1 : 300 | pro | 20 g |
| Maus | intravenös | 1 : 350 | ,, | 20 g |
| Ratte | subcutan | 0,2 | ,, | 1 kg |
| Huhn | intramuskulär | 0,25 | ,, | 1 kg |
| Huhn | intravenös | 0,08 | ,, | 1 kg |
| Kaninchen | intravenös | 0,1 | ,, | 1 kg |
| Kaninchen | subcutan | 0,15 | ,, | 1 kg. |

Von den zahlreichen Versuchen, welche mit diesen beiden
Substanzen an Mäusen und Ratten wiederholt angestellt worden
sind, möchte ich in folgendem zunächst die Mäuseversuche besprechen.

Nachdem durch wiederholte Vorversuche festgestellt war, daß
eine einmalige Injektion einer Dosis 1 : 700 von 592 ausreicht, um
die infizierten Mäuse bei Anwendung am 1. Tage nach der Infektion sicher und dauernd zu sterilisieren, dies aber mit einer
Dose 1 : 1000 nur unsicher geschieht, versuchte ich, durch Wiederholung der Injektion die Dosen doch etwas herabzusetzen. Wie
die umstehende Tabelle zeigt, ist es mir auch geglückt, auf diese
Weise gute Heilresultate zu erzielen.

Durch dieses Resultat ermutigt, setzte ich eine große Versuchsreihe an, um die Grenzdosis, die bei ein- und mehrmaliger
Anwendung noch eine dauernde Heilung herbeizuführen imstande
ist, zu bestimmen. Dieser Grenzdosenbestimmung stehen allerdings
einige Schwierigkeiten entgegen, indem die einzelnen Tiere einer-

Tabelle XIII.  Heilversuch mit Dioxydiamidarsenobenzol.

| | | Kontrolle: | | | | | | | | | |
|---|---|---|---|---|---|---|---|---|---|---|---|
| Maus | Nr. | 1 | 2 | 3 | 4 | 5 | 6 | 7 | 8 | 9 | 10 |
| | Gewicht | 14 | 21 | 14 | 14 | 14 | 14 | 15 | 16 | 16 | 19 |
| | Infektion: je 0,2 ccm pro Maus von einer Blutverdünnung (Spirillenzahl $\frac{1}{2}$), intraperitoneal. | | | | | | | | | | |
| 1. Tag — Spirillenzahl | | $+(\frac{1}{10})$ | $+(\frac{1}{10})$ | $+(\frac{1}{10})$ | $+$ w. | $+$ w. | $+$ w. | $+(\frac{1}{10})$ | $+$ w. | $+(\frac{1}{5})$ | $+$ w. |
| 1. Tag — Dose pro 20 g | | | | 1:1000 | 1:1000 | 1:1500 | 1:1500 | 1:2000 | 1:2000 | 1:3000 | 1:3000 |
| I. Anfall. | 2. Tag | $+(2)$ | $+(2-3)$ | — | — | — | — | — | — | $+(\frac{1}{2})$ | $+(\frac{1}{10})$ |
| | 3. Tag (Dose) | $+(10)$ | $++$ | — | —1:1000 | — | —1:1500 | — | —1:2000 | $+$ w. | —1:3000 |
| | 4. Tag | — | — | — | — | — | — | — | — | — | — |
| | 5. Tag (Dose) | — | — | — | — | — | — | —1:2000 | —1:2000 | —1:3000 | —1:3000 |
| | 6. Tag | — | — | — | — | — | — | — | — | — | — |
| I. Rezidiv | Am Tage | 7. | 7. | 20. | 0 | 14. | 0 | 16. | 0 | 8. | 0 |
| | Dauer (Tage) | 3 | 5 | 2 | | 2 | | 3 | | 1 | |
| | Höchste Spirillenzahl | + | + | + w. | | + | | + | | + w. | |
| II. Rezidiv | Am Tage | 13. | 14. | 23. | | 18. | | 22. | | 11. | |
| | Dauer (Tage) | 3 | 5 | 3 | | 3 | | 2 | | 1 | |
| | Höchste Spirillenzahl | + | + | + | | + | | + | | + s. w. | |
| III. Rezidiv | Am Tage | 19. | 21. | 27. | | 24. | | 30. | | 15. | |
| | Dauer (Tage) | 1 | 2 | 5 | | 1 | | 2 | | 2 | |
| | Höchste Spirillenzahl | + | + w. | + | | + s. w. | | + | | + w. | |
| IV. Rezidiv | Am Tage | 21. | 26. | 33. | | 26. | | 36. | | 21. | |
| | Dauer (Tage) | 1 | 3 | 3 | | 1 | | 2 | | 1 | |
| | Höchste Spirillenzahl | + | + | + w. | | + w. | | + | | + | |
| V. Rezidiv | Am Tage | 27. | 32. | 64. | | 35. | | 47. | | 29. | |
| | Dauer (Tage) | 1 | 4 | 2 | | 1 | | 1 | | 2 | |
| | Höchste Spirillenzahl | + w. | + | + | | + w. | | + w. | | + | |
| VI. Rezidiv | Am Tage | kein | kein | kein | | 43. | | 52. | | 41. | |
| | Dauer (Tage) | Rezidiv | Rezidiv | Rezidiv | | 1 | | 1 | | 1 | |
| | Höchste Spirillenzahl | mehr | mehr | mehr | | + s. w. | | + w. | | + w. | |
| | Bemerkungen | | | | dauernd frei | | dauernd frei | kein Rezidiv mehr | dauernd frei | kein Rezidiv mehr | dauernd frei |

seits nicht ganz gleich empfänglich gegen den Krankheitserreger sind und andererseits auch verschieden auf das eingeführte Mittel reagieren. Daher können auch die Resultate bei den in ganz gleicher Weise und mit derselben Dosis behandelten Tieren, selbst in ein und derselben Versuchsreihe, nicht vollkommen übereinstimmen. Liegt die Dosis ungefähr der Grenze nahe, so wird sicher ein Teil der Tiere dauernd von Parasiten befreit, während ein anderer Teil bei Anwendung genau derselben oder gar einer noch etwas höheren Dose doch nicht vollkommen sterilisiert wird. Außerdem ist aus den schon oben erwähnten Gründen das negative Resultat der sich über 60 Tage erstreckenden und ziemlich mühevollen mikroskopischen Untersuchung nicht immer gleich als endgültig anzusehen. Erfahrungsgemäß scheint ja die Möglichkeit der mikroskopischen Fehldiagnose nicht sehr groß zu sein, und man kann durch eine Reinfektion nach Ablauf von 2 Monaten die Diagnose auf ihre Richtigkeit nochmals genau kontrollieren. Hierbei ist zu beachten, daß bei allen Tieren eine gewisse Immunität vorhanden ist, weil sie schon einmal eine Infektion durchgemacht haben. Man muß daher bei der Reinfektion stets eine etwas stärkere Infektion bewirken als bei der ersten Impfung. Bei den Tieren, die am ersten Tage nach der ersten Infektion mit Erfolg behandelt waren, und die dauernd von Spirillen freigeblieben sind, ist die noch vorhandene geringe Immunität nicht mehr imstande, vor einer Reinfektion Schutz zu verleihen; dagegen ist dies der Fall bei Tieren, die in der Zwischenzeit ein schwaches Rezidiv gehabt haben, da bei ihnen die Immunität zu einer Schutzwirkung schon stark genug ist. Nachdem ich mich durch einige Vorversuche überzeugt hatte, daß diese Verhältnisse durchweg vorlagen, brachte ich bei dem großen Hauptversuch die Reinfektion zur Anwendung, und ich glaube annehmen zu können, daß ich mich dadurch vor der Fehldiagnose gesichert habe. Wir haben kein Mittel, die durch die Individualität der einzelnen Tiere hervorgerufenen Schwierigkeiten zu umgehen, und es bleibt uns daher nur übrig, die Reihenversuche mehrmals zu wiederholen und von den erhaltenen Resultaten den Mittelwert der Grenzdosen aufzusuchen.

Einen solchen Reihenversuch lasse ich in der Tabelle XIV folgen.

Das Resultat des hier wiedergegebenen Versuchs ist etwas günstiger als dies durchschnittlich der Fall zu sein pflegt: die nur

einmal mit 1 : 1500 behandelte Maus (Nr. 18) blieb nämlich
dauernd frei, ein Resultat, das nicht immer zu erwarten ist. Die
Wiederholung der Injektion scheint in diesem Versuch ebenfalls
etwas geleistet zu haben. Man sieht jedoch bei der Dosis 1 : 2000,
daß eine viermal behandelte Maus noch ein Rezidiv bekam, während
die zwei- und dreimal behandelten Tiere freigeblieben sind. Von
der häufigen Wiederholung der Injektion ist also nicht allzuviel
zu erwarten; ich bemerkte sogar, daß bei mehrmaliger Wiederholung einige Tiere gegen das Mittel überempfindlich wurden,
was vollkommen in Einklang steht mit unseren Erfahrungen bei
anderen Substanzen.

In diesen Versuchen wurde das Resultat der mikroskopischen
Untersuchung durch die spätere Reinfektion vollkommen bestätigt.
Nur bei Maus Nr. 35 mußte der Verdacht entstehen, daß vielleicht
ein kleines Rezidiv bei der Untersuchung übersehen worden war,
denn bei diesem Tier kam die Infektion erst nach 7 Tagen zum
Ausbruch, während sie bei allen anderen Mäusen 2—3 Tage nach
der Impfung angegangen war. Hier scheint also eine Schutzwirkung vorgelegen zu haben.

Alle Versuche, bei denen die Tiere mit Spätpassagen geimpft
und mit diesem Mittel behandelt waren, ergaben im wesentlichen
fast gleiche Resultate, wenn eine kleine Verschiebung der Grenzdosis
nach oben oder nach unten auch nicht ganz zu vermeiden war.
Jedenfalls ist sicher, daß man durch einen einzelnen Versuch die
Grenzdosis unmöglich bestimmen kann und daher ist es notwendig,
die Resultate der verschiedenen Versuche zusammenzustellen und
aus diesen das Mittel zu ziehen. Ich gebe in folgendem eine solche
Zusammenstellung.

Resultat aller Heilversuche mit Dioxydiamidoarsenobenzol. Dauernde Heilung erzielt nach

| Dosis | Einmaliger Anwendung | Zweimaliger Anwendung | Dreimaliger Anwendung |
|---|---|---|---|
| 1 : 600 | 100% | | |
| 1 : 700 | 100% | | |
| 1 : 800 | 100% | | |
| 1 : 1000 | 75% | 100% | 100% |
| 1 : 1500 | 18% | 75% | 100% |
| 1 : 2000 | 16% | 66% | 100% |
| 1 : 3000 | 0% | 0% | 33% |

Die sichere Grenzdosis für eine dauernde Sterilisierung ist daher:

bei einmaliger Anwendung 1 : 800
„ zweimaliger „ 1 : 1000
„ dreimaliger „ 1 : 1500

Die mehr als dreimalige Wiederholung leistet nicht viel mehr und ist daher nicht zu empfehlen.

Für die praktische Anwendung eines Heilmittels kommt außer der heilenden Dosis natürlich die ertragene Dosis hauptsächlich in Betracht. Bei Dioxydiamidarsenobenzol ist das Verhältnis von Dosis curativa zur Dosis tolerata ($\frac{c}{t}$) das folgende:

bei einmaliger Anwendung 300/800 = 1/2,7
„ zweimaliger „ 300/1000 = 1/3,3
„ dreimaliger „ 300/1500—2000 = 1/5—1/7

Das Ziel der bisherigen Versuche war die dauernde Sterilisierung des Organismus im Sinne einer Therapia sterilisans magna. Es wurden daher diejenigen Tiere, welche ein Rezidiv hatten, als nicht geheilt betrachtet. Die Rezidive bei den behandelten Tieren verliefen aber meist sehr leicht und führten niemals zum Tode, was bei den unbehandelten Kontrollen doch nicht selten vorkam. Es ließ sich annehmen, daß eine viel kleinere Dosis als sie zur dauernden Sterilisierung nötig war, genügen würde, um die Krankheit zu mildern und die Versuchstiere am Leben zu erhalten.

Von diesem Gesichtspunkt aus wurden Versuche mit einer stets tödlich verlaufenden Infektion angestellt, nicht mit dem Ziel, Rezidive unter allen Umständen zu verhüten, sondern nur zu dem Zweck, die Tiere am Leben zu erhalten. Um eine stets tödlich verlaufende Krankheit zu erzeugen, mußte eine außerordentlich starke Infektion gesetzt werden. Durch einige Vorversuche stellte ich fest, daß hierzu eine etwa 40 mal stärkere Infektionsdosis nötig ist, als die in den oben erwähnten Versuchen gewöhnlich angewandte, bei der eine Mortalitätsziffer von 30—40% sich ergeben hatte. Dementsprechend spritzte ich jedesmal 0,2 ccm einer Blutverdünnung, welche 15—20 Spirillen in einem Gesichtsfeld des davon bereiteten frischen Präparates enthielt, einer Maus intraperitoneal ein. Wie man aus der folgenden Tabelle ersieht, erschienen im Blut der geimpften Mäuse schon am nächsten Tage die

Spirillen in einer Zahl von 3—5 pro Gesichtsfeld, sie erreichten am zweiten Tage die Zahl von mehr als 50 pro Gesichtsfeld und waren am dritten Tage in zahlreichen Haufen vorhanden. Fast alle Tiere starben, wenn sie nicht behandelt wurden, in der Krisis, widerstandsfähige Exemplare auch im ersten Rezidiv.

Die Behandlung setzte, wie auch sonst, am ersten Tage nach der Infektion ein. Die Dosis schwankte innerhalb sehr weiter Grenzen, von 1 : 500 bis 1 : 10 000. Die höheren Dosen wurden auch wiederholt angewandt, um zu sehen, ob eventuell dadurch eine dauernde Sterilisierung zu erzielen wäre. Dies erwies sich jedoch mit wenigen Ausnahmen als unmöglich, fast sämtliche Tiere bekamen also ein oder mehrere Rezidive. Doch war die Mortalität der behandelten Tiere eine viel geringere als die der Kontrollen.

Wie aus der Tabelle XV ersichtlich ist, bestehen in den erzielten Resultaten beträchtliche Verschiedenheiten, je nach der zur Verwendung gelangten Dosis. Von den mit Dosen von 1 : 500 bis 1 : 3000 behandelten sind fast sämtliche Tiere am Leben geblieben. Nur eine einzige Maus (Nr. 12) starb im ersten Rezidiv. Außer diesem Tier starben noch drei Mäuse, deren Todesursache zwar nicht klar festzustellen war, nach Lage der Dinge jedoch nicht der Infektion zur Last gelegt werden konnte. In der zweiten Serie (Dosen von 1 : 4500 bis 1 : 10 000) starben 6 Mäuse während oder unmittelbar nach der Krisis und eine Maus (Nr. 43) nach längerer schwerer Erkrankung. Hier zeigte sich also eine Mortalität von 7/16 oder 44%, während sie bei den Kontrollen 100% war.

Das Ergebnis dieses Versuchs war also, daß eine relativ kleine Dosis den Eintritt des sonst sicheren Todes in fast allen Fällen zu verhüten vermochte und daß auch ganz kleine Dosen noch imstande waren, die Mortalität bedeutend herabzusetzen.

Für die Praxis erschien es von Wichtigkeit, noch die Schutzwirkung des Mittels im Experiment zu erproben. Zu diesem Zweck erhielten je drei Mäuse eine Dosis von 1 : 400 und wurden einige Tage später gleichzeitig mit drei nicht vorbehandelten Kontrollmäusen in der gewöhnlichen Weise infiziert.

Wie aus der Tabelle XVI ersichtlich, war die Dosis von 1 : 400, welche gerade doppelt so groß wie die Heildosis ist, nicht imstande, eine 24 Stunden später einsetzende Infektion völlig zu unterdrücken.

Tabelle XVI. Schutzversuch mit Dioxydiamidoarsenobenzol.

| Maus Nr. | 1 | 2 | 3 | 4 | 5 | 6 | 7 | 8 | 9 | 10 | 11 | 12 | 13 | 14 | 15 | 16 | 17 | 18 |
|---|---|---|---|---|---|---|---|---|---|---|---|---|---|---|---|---|---|---|
| Gewicht | 15 | 16 | 16 | 18 | 18 | 18 | 16 | 16 | 17 | 15 | 15 | 16 | 17 | 19 | 17 | 18 | 18 | 18 |
| Vorbehandlung | 1 ccm von $\frac{1}{400}$ Verdünnung pro 20 g, subcutan | | | | | | | | | | | | | | | Kontrolle 0 | | |
| Infiziert | Nach 7 Tagen | | | Nach 5 Tagen | | | Nach 3 Tagen | | | Nach 2 Tagen | | | Nach 24 Stunden | | | — | | |
| 1. Tag | +$(\frac{1}{10})$ | +$(\frac{1}{15})$ | +$(\frac{1}{15})$ | +$(\frac{1}{15})$ | +$(\frac{1}{15})$ | +$(\frac{1}{10})$ | + s. w. | + w. | + w. | — | — | + s. w. | — | — | — | +$(\frac{1}{10})$ | +$(\frac{1}{8})$ | +$(\frac{1}{10})$ |
| 2. Tag | +(1—3) | +(2—3) | +(2—3) | +(2—3) | +(2—3) | +(2—3) | — | — | + s. w. | — | — | — | — | — | — | +(2—4) | +(3—5) | +(3—5) |
| 3. Tag | +(1—2) | +(5—10) | + s. w. | +(1) | +$(\frac{1}{3})$ | +(2) | — | — | — | — | — | — | — | — | — | ++ | ++ | +++ |
| 4. Tag | — | — | — | — | — | — | — | — | — | — | — | — | — | — | — | ++ | — | +++ |
| 5. Tag | +$(\frac{1}{5})$ | +$(\frac{1}{10})$ | — | + w. | — | — | — | — | — | — | — | — | — | — | — | — | — | +++ |
| 6. Tag | + | + | — | + | + w. | — | — | — | — | — | — | — | — | — | — | — | — | tot |
| 7. Tag | + s. w. | + | — | — | + | — | — | — | — | — | — | — | — | — | — | + | — | |
| 8. Tag | — | — | — | — | — | — | — | + w. | — | — | — | — | — | — | — | + | + | |
| 9. Tag | + w. | — | — | — | — | — | — | — | + s. w. | — | — | — | — | — | — | + | + | |
| 10. Tag | — | — | — | — | — | — | — | — | — | — | — | — | — | — | — | + | — | |
| 11. Tag | — | — | — | — | + w. | — | — | — | + w. | — | — | — | — | — | — | + w. | — | |
| 12. Tag | — | + s. w. | + | + w. | + | — | — | — | — | — | — | + | — | — | — | + w. | + s. w. | |
| 13. Tag | — | + | + | — | + w. | — | — | + w. | — | — | — | + | — | — | — | + | + | |
| 14. Tag | — | + | — | — | — | + | — | + | — | — | — | + | — | — | — | + | + | |
| 15. Tag | — | + s. w. | — | — | — | + | — | + | — | — | — | + | — | — | — | + | — | |
| 16. Tag | — | + s. w. | — | — | — | + | — | — | + | — | — | + | — | — | — | — | — | |
| 17. Tag | — | + | + w. | — | + w. | + s. w. | — | + w. | + | — | — | + | — | — | — | — | — | |
| 18. Tag | — | + | + | — | + | + | — | + | + | — | — | — | — | — | — | — | — | |
| 19. Tag | — | + | + | — | — | + | — | + | — | — | — | + | — | — | — | — | — | |
| 20. Tag | — | — | — | — | — | + s. w. | — | + | — | — | — | + | — | — | — | — | — | |
| 21. Tag | — | — | — | — | — | — | — | — | — | — | — | ++ | — | — | — | — | — | |
| 22. Tag | — | — | — | — | — | — | — | — | — | — | — | + | — | — | — | — | + | |
| 23. Tag | — | + w. | + | — | — | — | — | — | — | — | — | tot | — | — | — | — | + | |
| 24. Tag | — | + w. | + | — | + | + | — | — | — | — | — | | — | — | — | — | — | |
| 25. Tag | — | + w. | + w. | — | + w. | + | — | — | — | — | — | | + | — | — | — | — | |
| 26.—50. Tag | — | — | noch 1 Rezidiv | — | noch 1 Rezidiv | noch 2 Rezidive | — | noch 2 Rezidive | — | — | — | | 4 Rezidive | — | — | — | noch 1 Rezidiv | |
| Reinfektion nach 60 Tagen | | | | | | | | | | negativ | positiv | | | positiv | positiv | | | |

*Tage nach der Infektion*

Unter drei Mäusen, welche 24 Stunden nach der Behandlung geimpft wurden, waren zwar zwei vollkommen refraktär gegen die Infektion; bei einer anderen (Nr. 13) traten aber die Spirillen 25 Tage
nach der Impfung im Blut auf und kehrten noch in 4 Rezidiven
wieder. Unter drei Mäusen, die am zweiten Tage infiziert wurden,
ging eine (Nr. 12) am 22. Tage nach der Infektion in einem starken
Rezidiv zugrunde. Die beiden anderen blieben zwar mikroskopisch
dauernd spirillenfrei; jedoch erwies sich eine von diesen (Nr. 10)
gegen die spätere Reinfektion als immun, sie mußte also eine
ganz schwache Infektion durchgemacht haben, welche bei mikroskopischer Untersuchung übersehen wurde. Nach 3 Tagen war
die Schutzwirkung bedeutend schwächer. Bei allen Tieren wurden
am Tage nach der Impfung Spirillen im Blut nachgewiesen. Wir
sehen aber, daß die Erkrankung bei den behandelten Tieren im
Vergleich zu den Kontrollen leichter verlief. Wir werden weiter
unten erfahren, daß die Schutzwirkung des Mittels bei Ratten
und besonders bei Hühnern eine viel bedeutendere ist als bei
Mäusen.

Die Heilversuche bei Ratten ergaben im wesentlichen ganz
dieselben Resultate wie bei Mäusen. Die Bestimmung der Grenzdose bei Ratten war jedoch viel schwieriger, weil wir hier sehr oft
ungleichmäßigen Resultaten begegneten. Ein Beispiel der Ratten-
versuche lasse ich in Tabelle XVII folgen.

Wie man aus der Tabelle ersieht, scheint eine Dose von 0,04
pro Kilogramm bei einmaliger Injektion ausreichend zu sein.
Sicher ist dies nicht, denn ich bin bei anderen Versuchen mit einer
Dosis von 0,05 auch häufig Rezidiven begegnet. Besonders auffallend ist hier, daß von den zwei Ratten, die mit der hohen Dose
von 0,1 behandelt wurden, eine sicher, die andere wahrscheinlich
auch ein Rezidiv gehabt hat. Dieses Vorkommnis hat sich aber
bei anderen Versuchen nicht wiederholt und man muß es daher
wohl als eine ganz seltene Ausnahme betrachten.

Aus der Tabelle geht weiter hervor, daß die nach 2 Monaten
vorgenommene Reinfektion bei fast allen Ratten, die mikroskopisch
frei geblieben waren, ein positives Resultat ergab; nur bei 2 Ratten
(Nr. 5 und 35) blieb es aus. Bei Ratte Nr. 22 war das Rezidiv
so leicht, daß nur einmal zwei Spirillen nach genauer Durchsuchung von 6 Präparaten gefunden wurden, und trotzdem war
die Reinfektion bei dieser Ratte nicht angegangen. Es ist sehr

leicht möglich, daß man ein solch leichtes Rezidiv — das ich ein submikroskopisches Rezidiv nennen möchte — manchmal übersieht, wie ich schon oben ausgeführt habe. Daß nach einer sehr schwachen, mikroskopisch nicht nachweisbaren Infektion eine Immunität entsteht, ist schon von verschiedenen anderen Autoren (z. B. Manteufel) angegeben. Ich nehme daher an, daß bei den Ratten Nr. 5; 35 und wohl auch 33 ein submikroskopisches Rezidiv vorgelegen hat.

Noch einen weiteren Versuch, in dem Ratten mit einer inzwischen virulenter gewordenen Spätpassage geimpft und mit dem Dioxydiamidoarsenobenzol behandelt wurden, möchte ich hier anführen (Tabelle XVIII).

Bei der Bestimmung der Grenzdose tritt bei den Ratten die individuelle Verschiedenheit noch mehr zutage als bei den Mäusen und in jedem einzelnen Versuch fallen die Resultate ungleichmäßig aus. Immerhin kann ich auf Grund zahlreicher Versuche die Dosen von 0,06—0,08 als die zur dauernden Sterilisierung ausreichenden Dosen bezeichnen. Infolgedessen gestaltet sich das Verhältnis $\frac{C}{T}$ bei Ratten etwas besser als bei Mäusen, weil die Ratte eine relativ große Dosis verträgt.

Wendet man von dem Dioxydiamidoarsenobenzol eine genügende Dosis als Schutzmittel an, d. h. behandelt man mit der Substanz einige Zeit vor der Infektion, so kann man stets mit Sicherheit die Infektion unterdrücken. Um zu sehen, wie lange diese Schutzwirkung dauert, wurde eine Reihe von Ratten mit dem Mittel behandelt und in verschiedenen Zeitabständen infiziert. Die Resultate sind in Tabelle XIX niedergelegt.

Aus dieser Tabelle ersieht man, daß 48 Stunden nach der Behandlung das Mittel noch in voll wirksamen Mengen im Tierkörper zurückgehalten wird und diesem Schutz verleiht, so daß die Infektion gar nicht angeht. Mit der Zeit wird diese Schutzwirkung abgeschwächt; so kommt bei einer Infektion nach 3—5 Tagen die Krankheit zwar zum Ausbruch, sie tritt aber nur sehr schwach auf und verläuft ohne Rezidiv. Bei einer Infektion 7 Tage nach der Schutzbehandlung tritt dann später auch das Rezidiv auf, wenngleich in ganz leichter Form. Selbst bei der 10 Tage später vorgenommenen Infektion ist noch ein Unterschied in der Stärke der Rezidive zwischen den behandel-

## Tabelle XVIII. Heilversuch mit Dioxydamidoarsenobenzol.

| Ratte | Nr. | Kontrolle | | 3 | 4 | 5 | 6 | 7 | 8 | 9 | 10 | 11 | 12 | 13 | 14 | 15 | 16 |
|---|---|---|---|---|---|---|---|---|---|---|---|---|---|---|---|---|---|
| | | 1 | 2 | 3 | 4 | 5 | 6 | 7 | 8 | 9 | 10 | 11 | 12 | 13 | 14 | 15 | 16 |
| | Gewicht | 90 | 70 | 130 | 90 | 110 | 80 | 110 | 80 | 110 | 80 | 110 | 70 | 110 | 70 | 90 | 70 |
| | Infektion: je 0,5 ccm pro 100 g Ratte von einer Blutverdünnung (Passage 58, Spirillenzahl $\frac{2}{1}$) intraperitoneal. | | | | | | | | | | | | | | | | |
| | **1. Tag** Spirillenzahl | $+(\frac{1}{5})$ | $+(\frac{1}{8})$ | $+(\frac{1}{10})$ | $+(\frac{1}{10})$ | $+(\frac{1}{5})$ | $+(\frac{1}{5})$ | $+(\frac{1}{10})$ | $+(\frac{1}{5})$ | $+(\frac{1}{5})$ | $+(\frac{1}{10})$ | $+(\frac{1}{5})$ | $+(\frac{1}{10})$ | $+(\frac{1}{10})$ | $+(\frac{1}{10})$ | $+(\frac{1}{10})$ | $+(\frac{1}{5})$ |
| | Dose pro kg | | | 0,15 | 0,15 | 0,12 | 0,12 | 0,1 | 0,1 | 0,075 | 0,075 | 0,075 | 0,075 | 0,05 | 0,05 | 0,05 | 0,05 |
| I. Anfall | 2. Tag | + (10) | + (5) | — | — | — | — | — | — | — | — | — | — | — | — | — | — |
| | 3. Tag (Dose) | +++ | +++ | — | — | — | — | — | — 0,1 | — | — 0,075 | — 0,075 | — 0,075 | — | — 0,05 | — 0,05 | — 0,05 |
| | 4. Tag | +++ | ++ | — | — | — | — | — | — | — | — | — | — | — | — | — | — |
| | 5. Tag (Dose) | — | — | — | — | — | — | — | — | — | — | — | — 0,075 | — | — | — 0,05 | — 0,05 |
| | 6. Tag | — | — | — | — | — | — | — | — | — | — | — | — | — | — | — | — |
| I. Rezidiv | Am Tage | 7. | 7. | 0 | 0 | 0 | 0 | 0 | 0 | 0 | 0 | 25. | 0 | 0 | 0 | 0 | 0 |
| | Dauer (Tage) | 4 | 10 | | | | | | | | | 1 | | | | | |
| | Höchste Spirillenzahl | ++++ | +++ | | | | | | | | | + w. | | | | | |
| II. Rezidiv | Am Tage | tot am 10. Tage | kein Rezidiv mehr | | | | | | | | | 30. | | | | | |
| | Dauer (Tage) | | | | | | | | | | | 2 | | | | | |
| | Höchste Spirillenzahl | | | | | | | | | | | + | | | | | |
| III. Rezidiv | Am Tage | | | | | | | | | | | nicht weiter untersucht | | | | | |
| | Dauer (Tage) | | | | | | | | | | | | | | | | |
| | Höchste Spirillenzahl | | | | | | | | | | | | | | | | |
| IV. Rezidiv | Am Tage | | | | | | | | | | | | | | | | |
| | Dauer (Tage) | | | | | | | | | | | | | | | | |
| | Höchste Spirillenzahl | | | | | | | | | | | | | | | | |
| V. Rezidiv | Am Tage | | | | | | | | | | | | | | | | |
| | Dauer (Tage) | | | | | | | | | | | | | | | | |
| | Höchste Spirillenzahl | | | | | | | | | | | | | | | | |
| VI. Rezidiv | Am Tage | | | | | | | | | | | | | | | | |
| | Dauer (Tage) | | | | | | | | | | | | | | | | |
| | Höchste Spirillenzahl | | | | | | | | | | | | | | | | |
| | Anmerkungen | | | dauernd frei | frei | frei | frei | frei | frei | frei | frei | | frei | frei | frei | frei? | frei |
| | Reinfektion nach 2 Monaten | | negativ | positiv | positiv | positiv | positiv | positiv | positiv | positiv | positiv | negativ | positiv | positiv | positiv | negativ | positiv |

## Tabelle XIX. Schutzversuch mit Dioxydiamidoarsenobenzol.

| Ratte Nr. (Gewicht) | 1 (90) | 2 (90) | K (80) | 3 (80) | 4 (80) | K (80) | 5 (70) | 6 (70) | K (70) | 7 (80) | 8 (80) | K (80) | 9 (70) | 10 (70) | K (70) | 11 (80) | 12 (80) | K (70) |
|---|---|---|---|---|---|---|---|---|---|---|---|---|---|---|---|---|---|---|
| Vorbehandlung (Dose pro kg) | 0,1 | 0,1 | 0 | 0,1 | 0,1 | 0 | 0,1 | 0,1 | 0 | 0,1 | 0,1 | 0 | 0,1 | 0,1 | 0 | 0,1 | 0,1 | 0 |
| Infiziert | Nach 23 Stunden | | | Nach 2 Tagen | | | Nach 3 Tagen | | | Nach 5 Tagen | | | Nach 7 Tagen | | | Nach 10 Tagen | | |
| 1. Tag | — | — | +($\frac{1}{3}$) | — | — | +($\frac{1}{3}$) | +w. | +w. | +($\frac{1}{5}$) | +w. | +w. | +($\frac{1}{5}$) | +($\frac{1}{8}$) | +($\frac{1}{5}$) | +($\frac{1}{5}$) | +($\frac{1}{8}$) | +($\frac{1}{8}$) | +($\frac{1}{8}$) |
| 2. Tag | — | — | ++ | — | — | +(10) | — | — | +(5) | +w. | +w. | +(5) | +(5) | +(4) | +(5) | +(5) | +(5) | +(10) |
| 3. Tag | — | — | ++ | — | — | ++ | — | — | ++ | — | — | ++ | +(5) | +(5) | +(10) | ++ | ++ | ++ |
| 4. Tag | — | — | + | — | — | + | — | — | — | — | — | + | +($\frac{1}{5}$) | — | + | + | — | + |
| 5. Tag | — | — | — | — | — | — | — | — | — | — | — | + | — | — | — | — | — | — |
| 6. Tag | — | — | — | — | — | — | — | — | — | — | — | — | — | — | — | — | — | — |
| 7. Tag | — | — | +w. | — | — | — | — | — | + | — | — | — | +w. | — | +w | — | — | — |
| 8. Tag | — | — | + | — | — | — | — | — | + | — | — | +w. | — | — | + | — | — | + |
| 9. Tag | — | — | +w. | — | — | + | — | — | + | — | — | + | — | +s.w. | + | — | + | + |
| 10. Tag | — | — | — | — | — | + | — | — | — | — | — | +w. | — | — | — | +w | + | + |
| 11. Tag | — | — | — | — | — | — | — | — | — | — | — | — | — | — | — | — | + | + |
| 12. Tag | — | — | + | — | — | — | — | — | — | — | — | — | — | — | — | — | +s.w. | +s.w. |
| 13. Tag | — | — | — | — | — | +s.w. | — | — | — | — | — | — | +w. | — | + | — | — | +w. |
| 14. Tag | — | — | — | — | — | — | — | — | — | — | — | +w. | — | — | — | — | — | + |
| 15. Tag | — | — | — | — | — | + | — | — | + | — | — | — | — | — | — | — | — | ++ |
| 16. Tag | — | — | +w. | — | — | +w. | — | — | + | — | — | — | — | — | — | — | — | +w. |
| 17. Tag | — | — | — | — | — | — | — | — | — | — | — | + | — | +w. | — | — | +s.w. | — |
| 18. Tag | — | — | — | — | — | — | — | — | — | — | — | — | +s.w. | — | — | — | +w. | — |
| 19. Tag | — | — | — | — | — | — | — | — | — | — | — | — | — | — | — | — | +w. | — |
| 20. Tag | — | — | — | — | — | — | — | — | — | — | — | — | — | — | — | — | — | — |

*Tage nach der Infektion*

Anmerkung: K ist nicht vorbehandeltes Kontrolltier.

34                 S. Hata.

ten und Kontrolltieren zu konstatieren; es ist somit sicher, daß
das Mittel nach 10 Tagen noch nicht ganz aus dem Körper verschwunden ist.

Wenn wir nun die bisherigen Resultate betrachten, so zeigt
sich, daß wir in dem Dioxydiamidoarsenobenzol ein bei Mäusen-
und Ratten-Recurrens sichere Schutz- und Heilwirkung entfalten-
des Mittel haben, mit dem ich noch seither unerreichte Erfolge
erzielen konnte. Hierbei ist besonders zu betonen, daß unangenehme Nebenerscheinungen am Nervensystem, wie Zittern, Tanzen
und besonders Amaurosen, die durch viele andere Arsenikalien
leicht erzeugt werden, bei den mit Dioxydiamidoarsenobenzol behandelten Tieren niemals beobachtet worden sind. Die alkalische
Lösung ruft bei subcutaner Injektion aber eine mehr oder minder

### Tabelle XX. Heilversuch mit

| Maus | Nr. | Kontrolle | | | | 5 | 6 | 7 | 8 |
|---|---|---|---|---|---|---|---|---|---|
| | | 1 | 2 | 3 | 4 | | | | |
| | Gewicht | 21 | 21 | 18 | 19 | 18 | 22 | 19 | 17 |
| Infektion: je 0,2 ccm pro Maus von einer Blut- | | | | | | | | | |
| I. Anfall — 1. Tag: Spirillenzahl Dose pro 20 g | | $+(1-\frac{1}{2})$ | $+(\frac{1}{2})$ | $+(1)$ | $+(1-\frac{1}{2})$ | $+(1-\frac{1}{2})$ 1:150 | $+(\frac{1}{2})$ 1:150 | $+(1-\frac{1}{2})$ 1:150 | $+(1-\frac{1}{2})$ 1:150 |
| | 2. Tag | $+(8)$ | $+(8-10)$ | $+(10)$ | $+(8)$ | — | — | — | — |
| | 3. Tag | ++++ | +++ | +++ | +++ | — | — | — | — |
| | 4. Tag | ++++ | +++ | ++++ | + | — | — | — | — |
| | 5. Tag | tot | — | + w. | + w. | — | — | — | — |
| | 6. Tag | | — | + w. | + s. w. | — | — | — | — |
| I. Rezidiv | Am Tage | | 8. | 7. | 7. | 0 | 0 | 0 | 0 |
| | Dauer (Tage) | | 3 | 3 | 4 | | | | |
| | Höchste Spirillenzahl | | + | + tot | + | | | | |
| II. Rezidiv | Am Tage | | 12. | | kein | | | | |
| | Dauer (Tage) | | 2 | | Rezidiv | | | | |
| | Höchste Spirillenzahl | | + | | mehr | | | | |
| III. Rezidiv | Am Tage | | 16. | | | | | | |
| | Dauer (Tage) | | 2 | | | | | | |
| | Höchste Spirillenzahl | | + | | | | | | |
| IV. Rezidiv | Am Tage | | kein | | | | | | |
| | Dauer (Tage) | | Rezidiv | | | | | | |
| | Höchste Spirillenzahl | | mehr | | | | | | |
| Bemerkungen | | | | | | dauernd frei | dauernd frei | dauernd frei | tot nach 60 Tagen |

deutliche Infiltration hervor, die ziemlich schmerzhaft sein muß und bei Anwendung einer großen Dose schließlich zur Nekrose führen kann. Für die allgemeine Anwendung in der Praxis besteht noch eine kleine Schwierigkeit in den Löslichkeitsverhältnissen der Substanz.

Von dem Dioxydiamidoarsenobenzol wurden noch verschiedene Derivate und Kombinationsprodukte dargestellt und damit vergleichende Versuche angestellt, in der Hoffnung, eine Verbindung aufzufinden, bei welcher entweder das Verhältnis der Dosis curativa zur Dosis tolerata günstiger als bei der Ausgangssubstanz liegt, oder die erwähnten Nachteile weniger ausgesprochen sind. Von den bisher untersuchten Derivaten möchte ich nur folgende fünf Substanzen erwähnen.

## Arsenooxyphenylharnstoff.

| 9 16 | 10 22 | 11 15 | 12 21 | 13 15 | 14 17 | 15 16 | 16 20 | 17 15 | 18 17 | 19 24 |
|---|---|---|---|---|---|---|---|---|---|---|
| verdünnung (Passage 128, Spirillenzahl 1—2). | | | | | | | | | | |
| $+(1)$ 1:200 | $+(\frac{1}{2})$ 1:200 | $+(1-\frac{1}{2})$ 1:200 | $+(1-\frac{1}{2})$ 1:200 | $+(1)$ 1:300 | $+(\frac{1}{2})$ 1:300 | $+(1-\frac{1}{2})$ 1:300 | $+(1-\frac{1}{2})$ 1:300 | $+(\frac{1}{2})$ 1:450 | $+(1-\frac{1}{2})$ 1:450 | $+(1-\frac{1}{2})$ 1:450 |
| — | $+(\frac{1}{10})$ | — | — | $+$ w. $(\frac{1}{20})$ | $+$ w. $(\frac{1}{40})$ | $+(\frac{1}{10})$ | $+$ w. $(\frac{1}{20})$ | $+(\frac{1}{5})$ | $+(\frac{1}{3})$ | $+(\frac{1}{5})$ |
| — | — | — | — | — | — | — | — | — | — | — |
| — | — | — | — | — | — | — | — | — | — | — |
| — | — | — | — | — | — | — | — | — | — | — |
| — | — | — | — | — | — | — | — | — | — | — |
| 0 | tot | 0 | 0 | 0 | 0 | 13. 1 + w. | 0 | 7. 1 + w. | 7. 1 + | 0 |
| | | | | | | 20. 1 + w. | | 9. 1 + w. | tot | |
| | | | | | | nicht weiter beobachtet | | nicht weiter beobachtet | | |
| tot nach 54 Tagen | tot nach 6 Tagen | dauernd frei | dauernd frei | dauernd frei | dauernd frei | | tot nach 55 Tagen | | tot nach 8 Tagen | dauernd frei |

 S. Hata.

### 8. Jodarsenoamidophenol.

$$As \!=\!=\! As$$

$$NH_2 \quad J \qquad J \quad NH_2$$
$$OH \qquad OH$$

Diese Substanz wirkt bei Mäusen in einer Dose von 1 : 1200 dauernd heilend, da aber die Dosis tolerata 1 : 1000 ist, so liegt das Verhältnis $\dfrac{C}{T}$ ungünstiger als bei dem Dioxydiamidoarseno-benzol.

### 9. Arsenooxyphenylharnstoff.

$$As \!=\!=\! As$$

$$NH_2 \cdot CO \cdot NH \qquad NH \cdot CO \cdot NH_2$$
$$OH \qquad OH$$

Die Maus verträgt von dieser Substanz pro 20 g Körpergewicht 1 ccm einer 100fachen Verdünnung. 1 ccm einer 300fachen Verdünnung war gewöhnlich imstande, eine infizierte Maus dauernd zu heilen.

Wie aus Tabelle XX ersichtlich ist, ist diese Substanz in einer Verdünnung von 1 : 300 nicht mehr imstande, die Spirillen binnen 24 Stunden vollkommen zu vernichten. Trotzdem kam ein Rezidiv bei den mit dieser Dose behandelten Tieren nur ausnahmsweise vor. Bei den Heilversuchen mit Dioxydiamidoarsenobenzol war das Verhalten insofern verschieden, als hier solche Tiere, welche am ersten Tage nach der Behandlung noch Parasiten enthielten, später immer ein oder mehrere Rezidive bekamen. Diese Tatsache ist ein Beweis dafür, daß Arsenooxyphenylharnstoff langsamer resorbiert wird und demzufolge langsamer aber dauernder wirkt als Dioxydiamidoarsenobenzol. Da dieses Derivat zwar weniger giftig war als die Ausgangssubstanz, das Verhältnis $\dfrac{C}{T}$ jedoch sich nicht günstiger darstellte als bei dieser, wurde es nicht genauer untersucht.

### 10. Acetaminoarsenophenol.

$$As \!=\!=\! As$$

$$CH_3 \cdot CO \cdot NH \qquad NH \cdot CO \cdot CH_3$$
$$OH \qquad OH$$

Diese Substanz bietet bezüglich ihrer Löslichkeit einen gewissen Vorteil, da sie durch nur geringen Zusatz von Soda leicht zu lösen ist. Außerdem ist sie bei Mäusen, subcutan injiziert, weniger

Tabelle XXI.  Heilversuch mit Acetaminoarsenophenol.

| | | Kontrolle | | 3 | 4 | 5 | 6 | 7 | 8 | 9 | 10 | 11 | 12 |
|---|---|---|---|---|---|---|---|---|---|---|---|---|---|
| Maus | Nr. | 1 | 2 | 3 | 4 | 5 | 6 | 7 | 8 | 9 | 10 | 11 | 12 |
| | Gewicht | 12 | 13 | 12 | 13 | 12 | 12 | 12 | 13 | 12 | 13 | 12 | 12 |
| | Infektion: je 0,2 ccm pro Maus von einer Blutverdünnung (Spirillenzahl $\frac{1}{2}$). | | | | | | | | | | | | |
| 1. Tag Spirillenzahl / Dose pro 20 g | | $+(\frac{1}{5})$ | $+(\frac{1}{10})$ | $+(\frac{1}{10})$ 1:200 | $+(\frac{1}{7})$ 1:200 | $+(\frac{1}{5})$ 1:300 | $+(\frac{1}{7})$ 1:300 | $+(\frac{1}{5})$ 1:450 | $+(\frac{1}{10})$ 1:450 | $(+\frac{1}{10})$ 1:600 | $+(\frac{1}{5})$ 1:600 | $+(\frac{1}{5})$ 1:800 | $+(\frac{1}{10})$ 1:800 |
| I. Anfall | 2. Tag | $+(3{-}5)$ | $+(3)$ | — | — | — | — | — | — | — | — | $+$ w. $(\frac{1}{50})$ | $+$ s. w. |
| | 3. Tag | $+++$ | $+++$ | — | — | — | — | — | — | — | — | — | ↱ |
| | 4. Tag | $+++$ | $++++$ | — | — | — | — | — | — | — | — | — | — |
| | 5. Tag | $+$ w. | $+$ s. w. | — | — | — | — | — | — | — | — | — | — |
| | 6. Tag | $+$ w. | — | — | — | — | — | — | — | — | — | — | — |
| I. Rezidiv | Am Tage | 7. | 7. | 0 | 0 | 0 | 0 | 0 | 0 | 0 | 0 | 11. | 0 |
| | Dauer (Tage) | 4 | 4 | | | | | | | | | 1 | |
| | Höchste Spirillenzahl | $+$ | $+$ | | | | | | | | | $+$ | |
| II. Rezidiv | Am Tage | 12. | 12. | | | | | | | | | 14. | |
| | Dauer (Tage) | 2 | 3 | | | | | | | | | 4 | |
| | Höchste Spirillenzahl | $+$ | $+$ | | | | | | | | | $+$ | |
| III. Rezidiv | Am Tage | 17. | 16. | | | | | | | | | nicht weiter be-obachtet | |
| | Dauer (Tage) | 1 | 1 | | | | | | | | | | |
| | Höchste Spirillenzahl | $+$ | $+$ w. | | | | | | | | | | |
| IV. Rezidiv | Am Tage | kein Rezidiv mehr | kein Rezidiv mehr | | | | | | | | | | |
| | Dauer (Tage) | | | | | | | | | | | | |
| | Höchste Spirillenzahl | | | | | | | | | | | | |
| V. Rezidiv | Am Tage | | | | | | | | | | | | |
| | Dauer (Tage) | | | | | | | | | | | | |
| | Höchste Spirillenzahl | | | | | | | | | | | | |
| VI. Rezidiv | Am Tage | | | | | | | | | | | | |
| | Dauer (Tage) | | | | | | | | | | | | |
| | Höchste Spirillenzahl | | | | | | | | | | | | |
| | Bemerkungen | | | dauernd frei | dauernd frei | dauernd frei | dauernd frei | dauernd frei | dauernd frei | dauernd frei | dauernd frei | | dauernd frei |
| | Reinfektion nach 2 Monaten | | | positiv | positiv | positiv | positiv | positiv | positiv | positiv | positiv | | positiv |

                    S. Hata.

giftig als das Dioxydiamidoarsenobenzol. Dosis tolerata bei Mäusen ist 1 : 100; Dosis curativa, wie Tabelle XXI zeigt, noch 1 : 600; das Verhältnis $\frac{C}{T}$ liegt also viel günstiger als bei dem Dioxydiamidoarsenobenzol.

**Tabelle XXII.** Heilversuch mit der Verbindung von Dioxydiamidoarsenobenzol und Phloroglucinaldehyd.

| Maus | Nr. | Kontrolle | | 3 | 4 | 5 | 6 | 7 | 8 |
|---|---|---|---|---|---|---|---|---|---|
| | | 1 | 2 | 3 | 4 | 5 | 6 | 7 | 8 |
| | Gewicht | 16 | 16 | 16 | 14 | 17 | 14 | 14 | 18 |

Infektion: je 0,2 ccm pro Maus von einer Blutverdünnung (Spirillenzahl 1 : 2).

| | | 1 | 2 | 3 | 4 | 5 | 6 | 7 | 8 |
|---|---|---|---|---|---|---|---|---|---|
| **I. Anfall** 1. Tag | Spirillenzahl | $+(\frac{1}{5})$ | $+(\frac{1}{4})$ | $+(\frac{1}{5})$ | $+(\frac{1}{6})$ | $+(\frac{1}{5})$ | $+(\frac{1}{5})$ | $+(\frac{1}{8})$ | $+(\frac{1}{8})$ |
| | Dose pro 20 g | | | 1 : 150 | 1 : 150 | 1 : 200 | 1 : 200 | 1 : 300 | 1 : 450 |
| | 2. Tag | $+(3—5)$ | $+(3—5)$ | $+(1)$ | $+(\frac{1}{2})$ | $+(2)$ | $+(2—3)$ | $+(3—5)$ | $+(5)$ |
| | 3. Tag | $+++$ | $+++$ | — | — | $+(2—3)$ | — | $+(\frac{1}{5})$ | $++$ |
| | 4. Tag | — | $++++$ | — | — | — | — | — | $++$ |
| | 5. Tag | — | — | — | tot | — | — | — | — |
| | 6. Tag | — | — | — | | — | — | — | — |
| **I. Rezidiv** | Am Tage | 8. | 9. | 0 | | 0 | 0 | 17. | 9. |
| | Dauer (Tage) | 3 | 2 | | | | | 2 | 3 |
| | Höchste Spirillenzahl | + | + | | | | | + | + |
| **II. Rezidiv** | Am Tage | 13. | 12. | | | | | 20. | 18. |
| | Dauer (Tage) | 2 | 1 | | | | | 4 | 2 |
| | Höchste Spirillenzahl | + | + w. | | | | | + | + |
| **III. Rezidiv** | Am Tage | 18. | 18. | | | | | 26. | 22. |
| | Dauer (Tage) | 2 | 1 | | | | | 1 | 2 |
| | Höchste Spirillenzahl | + | + w. | | | | | + w. | + w. |
| **IV. Rezidiv** | Am Tage | kein | 28. | | | | | 28. | 28. |
| | Dauer (Tage) | Rezidiv | 1 | | | | | 4 | 1 |
| | Höchste Spirillenzahl | mehr | + w. | | | | | + | + w. |
| **V. Rezidiv** | Am Tage | | kein | | | | | 34. | kein |
| | Dauer (Tage) | | Rezidiv | | | | | 1 | Rezidiv |
| | Höchste Spirillenzahl | | mehr | | | | | + w. | mehr |
| **VI. Rezidiv** | Am Tage | | | | | | | 37. | |
| | Dauer (Tage) | | | | | | | 2 | |
| | Höchste Spirillenzahl | | | | | | | + | |
| Bemerkungen: | | | | dauernd frei | | dauernd frei | tot nach 22 Tagen | | |
| Reinfektion nach 2 Mon. | | | | positiv | | positiv | | | |

Daher wurde diese Substanz nach verschiedener Richtung hin genauer untersucht. Versuche bei Kaninchen zeigten aber leider, daß das Präparat wider Erwarten nicht ungiftiger, sondern ein wenig giftiger ist, als das Dioxydiamidoarsenobenzol. Dagegen wurde die Heilwirkung des Acetaminoarsenophenols bei syphilitischen Kaninchen etwas geringer, bei Hühnerspirillosen aber weit schwächer gefunden, als die des Dioxydiamidoarsenobenzols. Der Vorteil des Acetaminoarsenophenols beschränkt sich daher nur auf seine Leichtlöslichkeit. Neue Erfahrungen am Krankenbette zeigen uns aber, daß das Dioxydiamidoarsenobenzol, auch in neutralem Zustand den Patienten eingespritzt, ebenso gut wirksam ist, wie die alkalische Lösung. Außerdem wird die Schmerzhaftigkeit der alkalischen Lösung durch die Anwendung der neutralen Aufschwemmung auf ein Minimum reduziert. Aus diesen verschiedenen Gründen wurde von einer praktischen Verwendung des Acetaminoarsenophenols vorläufig Abstand genommen.

## 11. Verbindung von Dioxydiamidoarsenobenzol mit Phloroglucinaldehyd.

Eine Maus von 20 g verträgt bei subcutaner Injektion 1 ccm einer 100fachen Verdünnung dieser Verbindung. Die Wirkungsweise dieser Substanz ist eine eigentümliche, beim Heilversuch (Tabelle XXII) nämlich wirkt sie viel schwächer und langsamer, beim Schutzversuch (Tabelle XXIII) dagegen zeigt sie eine länger andauernde Wirkung als das einfache Dioxydiamidoarsenobenzol. Wenn wir die Tabelle XXIII genau betrachten, so fällt es auf, daß die Schutzwirkung bis zum 3. Tage nach der Vorbehandlung sich entschieden steigert, während vom 5. Tage an ein stetiges Abnehmen derselben zu beobachten ist. Die Mäuse, welche am 1. Tage nach der Behandlung infiziert wurden, zeigten eine schwache, die am 2. Tage infizierten Mäuse eine noch schwächere Infektion, während die am 3. Tag infizierten Tiere ganz frei blieben. Die am 5. Tage infizierten Mäuse zeigten wieder eine schwache Infektion, und vom 7. Tage ab konnte ein deutliches Nachlassen der Schutzwirkung beobachtet werden; die Infektionen in den Mäusen gingen immer stärker an. Aber auch solche Tiere, welche 15 Tage nach der Behandlung infiziert wurden, blieben, nachdem die Parasiten noch infolge der Einwirkung des Schutzmittels aus dem Blute verschwunden waren, völlig rezidivfrei.

Rezidive traten nur bei solchen Tieren auf, welche erst 21 Tage nach der Vorbehandlung infiziert wurden. Die Tatsache, daß die Schutzwirkung erst 3 Tage nach der Einspritzung ihren Höhepunkt erreicht, legt den Gedanken nahe, daß die Substanz erst in ihre Komponenten gespalten wird und dann ihre Wirkung entfalten kann. Durch diese Annahme ist auch die relativ schwache Heilwirkung leicht zu erklären.

Ein Nachteil dieser Verbindung, die so ausgezeichnete Schutzwirkung aufweist, besteht aber auch darin, daß sie bei subcutanen Einspritzungen Infiltration und spätere Nekrose an der Injektionsstelle zur Folge hat.

Tabelle XXIII. Schutzversuch mit der Verbindung von

(Zeilenbeschriftung links: Tage nach der Infektion)

| Maus Nr. | 1 | 2 | K | 3 | 4 | K | 5 | 6 | K | 7 | 8 | K |
|---|---|---|---|---|---|---|---|---|---|---|---|---|
| Gewicht | 15 | 15 | 15 | 16 | 17 | 18 | 15 | 15 | 18 | 15 | 15 | 16 |
| Vorbehandlung (Dose pro 20 g) | 1 : 200 | | 0 | 1 : 200 | | 0 | 1 : 200 | | 0 | 1 : 200 | | 0 |
| Infiziert | Nach 24 Stunden | | | Nach 2 Tagen | | | Nach 3 Tagen | | | Nach 5 Tagen | | |
| 1. Tag | +$(\frac{1}{8})$ | +$(\frac{1}{8})$ | +$(\frac{1}{5})$ | +w.$(\frac{1}{40})$ | +w.$(\frac{1}{40})$ | +$(\frac{1}{4})$ | — | — | +$(\frac{1}{7})$ | +w.$(\frac{1}{30})$ | +w.$(\frac{1}{20})$ | +$(\frac{1}{10})$ |
| 2. Tag | — | + s. w. | + + | — | — | + + | — | — | +(3—5) | — | — | +(3—5) |
| 3. Tag | — | — | + + + | — | — | + + + | — | — | + + + | — | — | + + + |
| 4. Tag | — | — | + + + + | — | — | + + + | — | — | + | — | — | + |
| 5. Tag | — | — | + + + | — | — | + | — | — | — | — | — | — |
| 6. Tag | — | — | tot | tot | — | — | — | — | — | — | — | — |
| 7. Tag | — | — | | | — | — | — | — | + w. | — | — | + |
| 8. Tag | — | — | | | — | — | — | — | + | — | — | + |
| 9. Tag | — | — | | | — | + | — | — | + | — | — | + |
| 10. Tag | — | — | | | — | + | — | — | + | — | — | + w. |
| 11. Tag | — | — | | | — | — | — | — | — | — | — | — |
| 12. Tag | — | — | | | — | + w. | — | — | + w. | — | — | — |
| 13. Tag | — | — | | | — | + w. | — | — | + | — | — | + |
| 14. Tag | — | — | | | — | + | — | — | + w. | — | — | + |
| 15. Tag | — | — | | | — | + | — | — | — | — | — | — |
| 16. Tag | — | — | | | — | — | — | — | — | — | — | — |
| 17. Tag | — | tot | | | — | — | — | — | — | — | — | — |
| 18. Tag | — | | | | — | — | — | — | — | — | — | + |
| 19. Tag | — | | | | — | — | — | — | — | — | — | — |
| 20. Tag | — | | | | — | — | — | — | + | — | — | — |
| 21. Tag | — | | | | — | — | — | — | + w. | — | — | — |
| 22. Tag | — | | | | — | — | — | — | — | — | — | — |
| 23. Tag | — | | | | — | — | — | — | — | — | — | — |
| 24. Tag | — | | | | — | — | — | — | — | — | — | — |
| 25. Tag | — | | | | — | — | — | — | — | — | — | — |
| 26.—30. Tag | — | | | | — | — | — | — | — | — | — | tot |
| Resultat | kein Rezidiv | | | | kein Rezidiv | | ganz frei | ganz frei | | kein Rezidiv | kein Rezidiv | |
| Reinfektion nach 2 Monaten | positiv | | | | positiv | | positiv | positiv | | positiv | positiv | |
| Anmerkung | K ist nicht vorbehandeltes Kontrolltier | | | | | | | | | | | |

## 12. Kombinationsprodukt aus Dioxydiamidoarsenobenzol und Resorcyaldehyd.

Genau dieselbe Wirkungsweise, wie sie die letzte Verbindung gezeigt hat, ist auch bei diesem Kombinationsprodukt zu beobachten. Bei diesem ist nur die Dauer der Schutzwirkung eine kürzere (5 Tage), während die Heilwirkung (Heildosis 1 : 500) eine viel stärkere ist als die der Phloroglucinaldehydverbindung.

Die relativ schwächere Giftigkeit dieser zwei Verbindungen im Vergleich zum Dioxydiamidoarsenobenzol scheint durch ihre Schwerresorbierbarkeit verursacht zu werden. Spritzten wir näm-

Dioxydiamidoarsenobenzol mit Phloroglucinaldehyd.

| 9<br>14 | 10<br>15 | K<br>14 | 11<br>15 | 12<br>14 | K<br>17 | 13<br>14 | 14<br>12 | K<br>15 | 15<br>12 | 16<br>13 | K<br>13 |
|---|---|---|---|---|---|---|---|---|---|---|---|
| 1 : 200 | | 0 | 1 : 200 | | 0 | 1 : 200 | | 0 | 1 : 200 | | 0 |
| Nach 7 Tagen | | | Nach 10 Tagen | | | Nach 15 Tagen | | | Nach 21 Tagen | | |
| $+(\tfrac{1}{7})$ | $+(\tfrac{1}{5})$ | $+(\tfrac{1}{7})$ | $+(\tfrac{1}{10})$ | $+(\tfrac{1}{5})$ | $+(\tfrac{1}{5})$ | $+(\tfrac{1}{10})$ | +w. $(\tfrac{1}{40})$ | $+(\tfrac{1}{10})$ | +s.w. $(\tfrac{1}{50})$ | $+(\tfrac{1}{10})$ | $+(\tfrac{1}{10})$ |
| $+(\tfrac{1}{5})$ | +w. $(\tfrac{1}{15})$ | +(5—8) | $+(\tfrac{1}{3})$ | $+(\tfrac{1}{2})$ | +(5—8) | $+(\tfrac{1}{10})$ | +w. $(\tfrac{1}{40})$ | +(5) | +w. $(\tfrac{1}{15})$ | +(2—3) | +(2—3) |
| — | — | +++ | — | — | +++ | — | — | +++ | +(1—2) | ++ | +++ |
| — | — | +++ | — | — | +w. | — | — | +++ | — | — | +++ |
| — | — | — | — | — | — | — | — | +++ | — | — | — |
| — | — | — | — | — | +w. | — | — | + | — | — | — |
| — | — | — | — | — | + | — | — | — | +s.w. | + | +w. |
| — | — | — | — | — | + | — | — | — | +s.w. | — | + |
| — | — | — | — | — | + | — | — | +w. | — | — | + |
| — | — | + | — | — | — | tot | — | + | — | — | + |
| — | — | +w. | — | — | — | | — | + | — | +s.w. | +w. |
| — | — | +w. | — | — | — | | — | + | +w. | + | — |
| — | — | — | — | — | — | | — | + | — | — | — |
| — | — | +w. | — | — | — | | — | tot | — | — | — |
| — | — | — | — | — | — | | — | | — | — | — |
| — | — | — | — | — | — | | — | | — | — | — |
| — | — | +w. | — | — | — | | — | | — | — | — |
| — | — | + | — | — | — | | — | | — | — | — |
| — | — | + | — | — | — | | — | | — | — | — |
| — | — | — | — | — | — | | — | | — | — | — |
| — | — | — | — | — | — | | — | | — | — | — |
| — | — | — | — | — | — | | — | | — | — | — |
| — | — | — | — | — | — | | — | | — | — | — |
| — | — | + | — | — | — | | — | | — | — | — |
| kein Rezidiv | kein Rezidiv | | kein Rezidiv | kein Rezidiv | | | kein Rezidiv | | 2 Rezidive | 2 Rezidive | |
| tot nach 59 Tagen | positiv | | positiv | positiv | | | positiv | | | | |

K ist nicht vorbehandeltes Kontrolltier

lich die Resorcyaldehydverbindung intravenös ein, so zeigte sich, daß sie nicht ungiftiger, sondern viel giftiger als das Dioxydiamidoarsenobenzol wirkte. Die lang andauernde Schutzwirkung dieser Verbindungen ist also auch nur ihrer Schwerresorbierbarkeit zuzuschreiben. Tatsächlich wurde noch 10 Tage nach der Injektion ein kleines Depot der Substanz unter der Haut nachgewiesen (vgl. weiter unten die Schutzversuche bei Hühnerspirillose mit Dioxydiamidoarsenobenzol).

Überblicken wir nun die Versuche mit Dioxydiamidoarsenobenzol und dessen Derivaten, so ergibt sich, daß unser Bemühen, eine günstigere Verbindung als den Ausgangskörper zu ermitteln, bis jetzt noch nicht von Erfolg gekrönt war. Immer noch ist dem Dioxydiamidoarsenobenzol vor seinen Derivaten der Vorzug zu geben, sowohl wegen seiner verhältnismäßigen Ungiftigkeit als auch wegen des günstigen Verhaltens seiner Heildosis gegenüber der Dosis tolerata.

Ergänzend möchte ich hier noch einige Versuche mit anderen Arsenkalien folgen lassen, weil sie wegen ihrer nahen Verwandtschaft einiges theoretische Interesse beanspruchen.

### 13. Amidophenolarsenoxyd.

$$\text{AsO}$$
$$\text{NH}_2$$
$$\text{OH}$$

Das Amidophenolarsenoxyd ist eine dem Dioxydiamidoarsenobenzol entsprechende AsO-Verbindung, in Wasser leicht löslich und ziemlich stark giftig. Die Dosis tolerata ist wie folgt:

| | | | |
|---|---|---|---|
| Maus | subcutan | 1 : 3000 | pro 20 g |
| Ratte | subcutan | 0,035 | pro 1 kg |
| Kaninchen | intravenös | 0,015 | pro 1 kg |

Dementsprechend hat es auch eine starke parasiticide Wirkung. Bei einmaliger Anwendung ist die Dosis curativa für die Maus 1 : 4000. So stark wirksam dieses Mittel auch ist, so stellt sich doch das Verhältnis $\dfrac{C}{T}$ ungünstiger als bei Dioxydiamidoarsenobenzol.

## 14. Amidophenolarsinsäure.

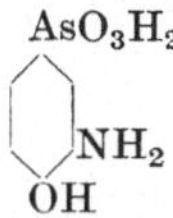


Die Amidophenolarsinsäure ist wesentlich ungiftiger als die obengenannte Substanz. Die Dosis tolerata ist bei der Maus 1 : 40. Eine Dose von 1 : 60 ist immer, 1 : 80 manchmal imstande, eine dauernde Heilung herbeizuführen. Infolgedessen ist das Verhältnis $\frac{C}{T}$ dem des Dioxydiamidoarsenobenzols ziemlich gleich. Dieses Mittel hat aber dieselbe unangenehme Nebenwirkung, wie wir sie schon bei der Dichlorphenolarsinsäure beobachtet haben und kommt deshalb für die praktische Anwendung kaum in Frage.

## 15. Atoxylsaures Quecksilber.

In diesem Mittel fand ich in Übereinstimmung mit Uhlenhuth nur eine Spur von Wirkung auf Mäuserecurrens, da die Spirillen nach Anwendung desselben nicht ganz verschwanden. Von einer dauernden Heilwirkung kann hier also keine Rede sein.

# C. Andere verschiedene Verbindungen.

Verschiedene Verbindungen von Quecksilber, Bismut, Antimon und auch Chinin, Salicylsäure usw., habe ich ebenfalls auf ihre Wirksamkeit bei Mäuserecurrens untersucht, jedoch sämtlich mit negativem Resultat.

Alle seitherigen Versuche wurden mit dem Stamm des europäischen Recurrens gemacht, während wir mit dem afrikanischen Recurrensstamm nur eine Zahl vergleichender Versuche vorgenommen haben. Die Resultate mit dem afrikanischen Recurrens stimmten mit den am europäischen Recurrensstamm erhaltenen quantitativ und qualitativ so vollkommen überein, daß ich davon Abstand nehme, über die Einzelheiten dieser Versuche hier näher zu berichten.

# II. Versuche mit Hühnerspirillose.

Die Hühnerspirillose ist viel leichter zu heilen als das Rückfallfieber bei Mäusen und Ratten. So haben Levaditi und Mc. Intosh (10) eine Schutz- und Heilwirkung gegenüber dieser Erkrankung im Atoxyl gefunden. In vitro konnten sie keine Wirkung der Substanz auf die Spirillen feststellen, da diese, im Reagensglas mit Atoxyl gemischt, beweglich blieben. Wurde ein solches Gemisch aber in den Tierkörper eingespritzt, so büßten die Spirillen ihre Beweglichkeit ein und verschwanden allmählich ganz. Die Autoren waren daher der Ansicht, daß das Atoxyl im Tierkörper nur indirekt auf die Spirochäten einwirke. Daß das Atoxyl eine gewisse Wirkung besitzt, wurde auch von Uhlenhuth und Groß (11) bestätigt. Nach ihren Versuchen war die dreimalige Injektion von 0,05 Atoxyl pro Huhn in den meisten Fällen imstande, den Ausbruch der Krankheit zu unterdrücken. Dabei blieben die behandelten Tiere zwar nicht ganz parasitenfrei, sie zeigten aber keine Krankheitssymptome. Nach Meinung der Autoren kann das Vorhandensein einer so kleinen Zahl von Spirillen den Wert der Atoxylbehandlung nicht nur nicht beeinträchtigen, sondern es scheint dafür sogar von hervorragender Bedeutung zu sein, weil dadurch eine beträchtliche Immunität entstehen kann. Zur Heilung fanden sie die Dose von 0,05 ausreichend. Die Spirillen sollen nach ihren Angaben 34 Stunden nach der Behandlung gewöhnlich verschwunden sein. — Diese Dose ist jedenfalls für die praktische Anwendung schon etwas zu hoch, weil, wie aus den Versuchen der genannten Autoren hervorgeht, eine Dose von 0,08 für ein erkranktes Tier schon gefährlich und manchmal tödlich ist. Später haben Uhlenhuth und Manteufel (4) in dem zuerst von ihnen untersuchten atoxylsauren Quecksilber ein noch besseres Mittel gefunden. Mit einer Injektion von 0,1 dieser Substanz konnten sie ein stark infiziertes Huhn zur Heilung bringen, und zwar wurde das Blut — im frischen Präparat untersucht — schon am nächsten Tage nach der Behandlung parasitenfrei gefunden. Wenn das Tier früh in Behandlung genommen wurde, so war eine Dose von 0,04 bis 0,06 zur Heilung ausreichend; bei gleichzeitiger Anwendung mit der Infektion war es möglich, mit 0,04—0,08 den Krankheitsausbruch zu verhüten.

Der mir für meine Versuche vom Institut für Schiffs- und Tropenkrankheiten in Hamburg freundlichst überlassene Spirillenstamm wurde im Speyerhause auf Kanarienvögeln fortgezüchtet, indem stets 3 Tage nach der Impfung den erkrankten Vögeln Blut entnommen, dieses auf das 5—10fache verdünnt und in Mengen von 0,2 ccm der Verdünnung den Vögeln in die Brustmuskel eingespritzt wurde. Am folgenden Tage sind gewöhnlich bei dem infizierten Tier noch keine oder nur sehr wenig Spirillen im Blute zu finden. Sie erscheinen am 2. Tage ziemlich, am 3. recht zahlreich in der Zirkulation.

Die Infektion der Versuchshühner geschah in der Weise, daß den infizierten Kanarienvögeln 3 Tage nach der Impfung Blut entnommen, dieses etwa 15—20fach mit physiologischer Kochsalzlösung verdünnt wurde, so daß in einem Gesichtsfeld des von der Verdünnung hergestellten frischen Präparats etwa 20 Spirillen enthalten sind, und 0,5 ccm dieser Blutverdünnung pro Kilogramm Huhn intramuskulär injiziert wurden. Ich habe bei den Versuchen diese kleine Menge ziemlich stark verdünnten Blutes absichtlich gewählt, weil ich bei der späteren Heilung das Mitwirken des Immunitätsvorganges möglichst ausschalten wollte. Es entsteht nämlich bei der Hühnerspirillose die Immunität sehr leicht und schnell[1]). Wenn man daher unverdünntes Blut, also große Mengen Spirillen einspritzt, so kommt die Krankheit früher zum Ausbruch als bei den starken Verdünnungen, aber die Immunität entsteht damit auch viel schneller. Bei der Untersuchung der sterilisierenden Wirkung eines Mittels ist die Immunisierung aber möglichst zu vermeiden, da man sich sonst über die parasiticide Kraft kein richtiges Urteil bilden kann. Uhlenhuth und seine Mitarbeiter haben zu ihren Versuchen 1 ccm unverdünnten Blutes benutzt, daher waren zur Zeit der Behandlung die Parasiten schon ziemlich zahlreich im Blut vorhanden. Bei den von ihnen mit Erfolg behandelten Tieren soll eine ebenso starke Immunität eingetreten sein wie bei den unbehandelten Kontrolltieren. Eine solche Kombination von Chemotherapie und Immunität, wie sie die Autoren wenigstens bei ihrem ersten Atoxylversuch als sehr wertvollen

---

[1]) Spritzt man den Hühnern einmal das 15 Minuten lang auf 58—60⁰ erhitzte spirillenhaltige Blut ein, so bildet sich die Immunität sehr rasch. Am folgenden Tage sind die Hühner zwar noch nicht völlig aber merklich, am zweiten Tage vollkommen immun gegen die Infektion.

Vorgang erwähnt haben, möchte auch ich durchaus nicht unterschätzen, halte ihn vielmehr aus praktischen Gründen für sehr bedeutungsvoll; aber für die Beurteilung der rein parasiticiden Kraft eines Mittels kann ein solcher Vorgang nicht maßgebend sein. Eine Kombination dieser beiden Vorgänge ist natürlich sehr leicht durchführbar bei einem Mittel, welches ohne Zuhilfenahme der Immunität eine Krankheit glatt zu heilen imstande ist, — nämlich dadurch, daß man eine etwas geringere Dose, als für die sofortige Vernichtung der Parasiten erforderlich wäre, anwendet oder das Tier etwas später in Behandlung nimmt.

Den Spirillennachweis im Blut der Versuchshühner führte ich durch Tuschpräparat nach Burri, weil ich durch wiederholte vergleichende Untersuchung mich davon überzeugt hatte, daß das Tuschpräparat beim Aufsuchen der in spärlicher Zahl vorhandenen Spirillen im Vogelblut ein korrekteres Resultat ergibt als das frische Blutpräparat.

Das trockene Tuschpräparat ist sehr leicht und schnell herzustellen. Zu dem Zweck bringt man auf einen gut gereinigten Objektträger einen kleinen Tropfen Blut und ebenso einen kleinen Tropfen 3—4 mal verdünnter Pelikantusche, mischt beides gut und streicht es mit der Kante eines anderen Objektträgers möglichst dünn aus. Dann läßt man es an der Luft trocknen. In diesem Präparat ist das Blut einmal verdünnt und weit dünner ausgestrichen als bei dem frischen Präparat. Dementsprechend muß man auch eine größere Zahl von Gesichtsfeldern genau untersuchen, um Spirillen aufzufinden, wenn solche etwa sehr spärlich vorhanden sind. Das gelingt auch mit Hilfe des Kreuztisches ohne Schwierigkeit, nur erfordert es unter Umständen viel Zeit, da man vielfach erst nach 10—15 Minuten langem Suchen ein einziges Spirillum findet[1]). Dies ist der einzige Nachteil des Tuschpräparates; demgegenüber steht der Vorteil, daß sich das Trockenpräparat beliebig lange aufbewahren läßt, so daß die Untersuchung auch später erfolgen kann. Die Zahl der im Tuschpräparat gefundenen Spirillen habe ich stets in folgender Weise notiert:

+w. = 1 Spirillum in mehr als 50 Gesichtsfeldern,
+ = 1 Spirillum und mehr in 50 Gesichtsfeldern,

[1]) In letzter Zeit bin ich, um Zeit zu ersparen, so verfahren, daß ich von jedem Huhn ein frisches und ein Tuschpräparat herstellte und zunächst das erstere untersuchte, bei negativem Ergebnis dann den Befund durch das Tuschpräparat kontrollierte.

++ = 1 Spirillum in jedem Gesichtsfeld, zuweilen 2 und
      mehr in 1 Gesichtsfeld,
+++ = mehrere Spirillen, in kleinen Haufen,
++++ = zahlreiche Spirillen in großen Knäueln.

Was nun den Krankheitsverlauf bei obenerwähntem Infektionsmodus betrifft, so waren am ersten Tage nach der Impfung noch keine Spirillen im Blut zu finden und die Tiere vollkommen munter. Erst am zweiten Tage kamen Spirillen zum Vorschein, aber auch da nur wenige (+w.), und außerdem traten die ersten Krankheitssymptome, leichte Diarrhöe usw. auf. Am dritten Tage waren schon viel Spirillen (++ bis +++) im Blut vorhanden und die Tiere schwer krank. Am vierten oder fünften Tage erreichte die Krankheit ihren Höhepunkt, um sich dann mit dem plötzlichen Verschwinden der Parasiten zur Heilung zu wenden. Stark erkrankte Tiere gingen auch manchmal in der Krise zugrunde. Bei meinen unbehandelten Tieren betrug die Mortalität 33% der gesamten Kontrolltiere. Die Mortalität ist abhängig von der Virulenz des Erregers. So starben von den Kontrolltieren bei früheren Versuchen nur relativ wenig, während bei den späteren Versuchen, zu denen ich die inzwischen virulenter gewordenen Spirillen benutzte, stets die Hälfte einging.

Die Behandlung geschah gewöhnlich am zweiten Tage, also im Anfangsstadium der Krankheit, wenn nur wenig Spirillen im Blut vorhanden waren. Das zu untersuchende Mittel spritzte ich stets in den Brustmuskel ein. Die Injektion muß tief in die Muskulatur erfolgen, denn, wenn ein Teil der Injektionsflüssigkeit in das Unterhautbindegewebe gelangt, so entsteht eine stark ödematös-gelatinöse Infiltration. Diese Vorsicht bei der Injektion ist bei Atoxyl und atoxylsaurem Quecksilber, von welchen große Dosen verwandt werden müssen, besonders wichtig. Nach der Behandlung wurde das Blut täglich nach der obenerwähnten Methode auf seinen Spirillengehalt genau untersucht. Die mikroskopische Untersuchung wurde 10 Tage fortgesetzt, weil bei der Hühnerspirillose die Spirillen, wenn sie einmal verschwunden sind, nur ausnahmsweise wiederkommen, und zwar schon nach einigen Tagen. Aus diesem Grunde ist es nicht notwendig, die mikroskopische Untersuchung so lange fortzusetzen wie bei den Recurrensversuchen.

Bei den mit ausreichender Dose behandelten Tieren verschwinden die Spirillen schon am nächsten Tage vollkommen aus dem Blut. Hier entsteht zwar auch Immunität, aber doch in viel geringerem Maße als bei den Kontrolltieren. Wenn man nämlich die Tiere nach 2—3 Wochen wieder infiziert, so geht die Infektion bei ersteren zwar schwach, aber doch wieder an[1]); ist die Dosis dagegen zur sofortigen Sterilisierung nicht ausreichend, so bleiben die Spirillen noch 1, 2 oder 3 Tage — je nach der Größe der angewandten Dosis — im Blute. Die Zahl der Spirillen ist aber gewöhnlich viel kleiner als bei den Kontrolltieren. Die Heilung geschieht dann durch den inzwischen ausgelösten Immunitätsvorgang. Bei einem solchen Tier geht die Reinfektion ebensowenig an wie bei den Kontrolltieren.

Die Heilversuche mit den verschiedenen Mitteln lasse ich nachstehend in Tabellenform folgen. Hierbei ist noch zu bemerken, daß ich alle mit ein und demselben Mittel gemachten Versuche in einer Tabelle nach der Reihenfolge der Dosen zusammengefaßt habe, obgleich sie 2, 3 oder 4 Versuchen entstammen. Ich

---

[1]) Falls aber eine sehr große Dose von Dioxydiamidoarsenobenzol angewandt wird, so geht diese Reinfektion nicht an, weil hier die Schutzwirkung des Mittels lange Zeit besteht. (Vergleiche unten den Schutzversuch, Seite 54—55.)

Tabelle XXIV. Heil

| Huhn | Nr.<br>Gewicht | Kontrolltiere: | | | | | | |
|---|---|---|---|---|---|---|---|---|
| | | 1370 | 1200 | 1280 | 1160 | 1380 | 1050 | 1380 |
| | | Infektion: je 0,5 ccm pro kg Huhn von einer | | | | | | |
| 1. Tag . . . . . . . .<br>2. Tag . . . . . . . .<br>Dose pro kg . . . . . | | —<br>+ w. | —<br>+ w. | —<br>+ w. | —<br>+ w. | —<br>+ w. | —<br>+ w. | —<br>+ w. |
| 3. Tag . . . . . . . .<br>4. Tag . . . . . . . .<br>5. Tag . . . . . . . . | | +++<br>+++<br>+++ | ++<br>++<br>+++ | +++<br>+++<br>+++ | ++<br>+++<br>++++ | +++<br>++++<br>+++ | ++<br>++<br>+++ | ++<br>+++<br>++++ |
| 6. Tag . . . . . . . .<br>7. Tag . . . . . . . .<br>8. Tag . . . . . . . . | | +++<br>—<br>— | +++<br>—<br>— | —<br>—<br>— | +<br>—<br>— | —<br>—<br>— | tot | +<br>—<br>— |
| 9. Tag . . . . . . . .<br>10. Tag . . . . . . . . | | —<br>— | —<br>— | —<br>— | —<br>— | —<br>— | | —<br>— |

habe diesen Weg gewählt, um die Zahl der Tabellen möglichst zu beschränken und dem Leser eine schnelle Übersicht zu ermöglichen.

## A. Farbstoffe.

Im Reagensglas wirken zahlreiche Farbstoffe auf Hühnerspirillen genau so, wie auf Recurrensspirillen; im Tierversuch dagegen habe ich damit keine nennenswerten Resultate erhalten.

## B. Arsenikalien.

### 1. Atoxyl.

Die Dosis tolerata des Atoxyls ist für das Huhn 0,1 g pro Kilogramm.

Aus der Tabelle ersieht man, daß beim infizierten Tier die Dosis tolerata etwa 0,08 ist, während die Dosis curativa 0,03 beträgt. Dieses Resultat stimmt mit Uhlenhuths Befunden überein, nur war bei meinen Versuchen die Heildosis etwas niedriger, weil ich mit der Behandlung in einem früheren Stadium einsetzte, als noch wenig Spirillen zu finden waren.

versuch mit Atoxyl.

| | 1 | 2 | 3 | 4 | 5 | 6 | 7 | 8 | 9 | 10 |
|---|---|---|---|---|---|---|---|---|---|---|
| 1270 | 1220 | 1260 | 1380 | 1300 | 1370 | 1130 | 1420 | 1310 | 1680 | 1170 |

Blutverdünnung (Spirillenzahl $\frac{20}{1}$), intramuskulär.

| | 1 | 2 | 3 | 4 | 5 | 6 | 7 | 8 | 9 | 10 |
|---|---|---|---|---|---|---|---|---|---|---|
| —<br>+ w. | —<br>+ w.<br>0,1 | —<br>+ w.<br>0,08 | —<br>+ w.<br>0,06 | —<br>+ w.<br>0,04 | —<br>+<br>0,03 | —<br>+ w.<br>0,03 | —<br>+ w.<br>0,025 | —<br>+ w.<br>0,02 | —<br>+ w.<br>0,02 | —<br>+ w.<br>0,02 |
| + + +<br>+ + +<br>+ + | tot | —<br>—<br>— | —<br>—<br>— | +<br>—<br>— | —<br>—<br>— | +<br>+<br>— | + +<br>+ +<br>+ + + | + w.<br>+<br>— | + w.<br>+ +<br>+ + + | + +<br>+ + +<br>+ |
| —<br>tot | tot | —<br>—<br>— | —<br>—<br>— | —<br>—<br>— | —<br>—<br>— | —<br>—<br>— | —<br>—<br>— | —<br>—<br>— | —<br>—<br>— | —<br>—<br>— |

## 2. Arsacetin.

Dosis tolerata für das gesunde Huhn: 0,125 g pro Kilogramm.

### Tabelle XXV. Heilversuch mit Arsacetin.

| Huhn Nr. | Kontrolltiere: | | | | 1 | 2 | 3 | 4 | 5 | 6 | 7 |
|---|---|---|---|---|---|---|---|---|---|---|---|
| Gewicht | 1380 | 1240 | 1040 | 1560 | 1340 | 1420 | 1160 | 1620 | 1480 | 1120 | 1480 |

Infektion: je 0,5 ccm pro kg Huhn von einer Blutverdünnung (Spirillenzahl $\frac{20}{1}$) intramuskulär.

| | | | | | 1 | 2 | 3 | 4 | 5 | 6 | 7 |
|---|---|---|---|---|---|---|---|---|---|---|---|
| 1. Tag | — | — | — | — | — | — | — | — | — | — | — |
| 2. Tag | + w. | + w. | + w. | + w. | + w. | + w. | + w. | + w. | + w. | + | + w. |
| Dose pro kg | | | | | 0,08 | 0,06 | 0,04 | 0,035 | 0,03 | 0,025 | 0,015 |
| 3. Tag | + + | + + + | + + | + + | — | — | — | + + | — | + + | + w. |
| 4. Tag | + + + | + + + | + + + + | + + + + | — | — | — | — | — | + + + | — |
| 5. Tag | + + + + | + + | + + + + | + + + + | — | — | — | — | — | + + + | — |
| 6. Tag | + | — | + | tot | — | — | — | — | — | — | — |
| 7. Tag | — | tot | — | | — | — | — | — | — | + + | — |
| 8. Tag | — | | — | | — | — | — | — | — | — | — |
| 9. Tag | — | | — | | — | — | — | — | — | + + | — |
| 10. Tag | — | | — | | — | — | — | — | — | — | — |

Wie man sieht, liegt hier die Heildose ungefähr bei 0,03 und 0,04.

### Tabelle XXVI. Heilversuch

| Huhn Nr. | Kontrolltiere: | | | | | | | | 1 | 2 |
|---|---|---|---|---|---|---|---|---|---|---|
| Gewicht | 1370 | 1200 | 1380 | 1050 | 1790 | 1570 | 1560 | 1080 | 1530 | 1500 |

Infektion: je 0,5 ccm pro kg Huhn von einer Blut-

| | | | | | | | | | 1 | 2 |
|---|---|---|---|---|---|---|---|---|---|---|
| 1. Tag | — | — | — | — | — | — | — | — | — | — |
| 2. Tag | + w. | + w. | + w. | + w. | + w. | + w. | + w. | + w. | + w. | + w. |
| Dose pro kg | | | | | | | | | 0,2 | 0,15 |
| 3. Tag | + + + | + + | + + + | + + | + + | + + | + + | + + | — | — |
| 4. Tag | + + + | + + | + + + + | + + | + + + | + + + | + + + | + + + | — | — |
| 5. Tag | + + + | + + + | + + + | + + + | + + + | + + + + | + w. | + + + | — | — |
| 6. Tag | + + + | + + + | — | tot | tot | — | — | + + + + | — | — |
| 7. Tag | — | — | — | | | — | — | + + | — | — |
| 8. Tag | — | — | — | | | — | — | — | — | — |
| 9. Tag | — | — | — | | | — | — | — | — | — |
| 10. Tag | — | — | — | | | — | — | — | — | — |

### 3. Arsenophenylglycin.

Dosis tolerata für das gesunde Huhn: 0,4 g pro Kilogramm.

Bei Behandlung mit Arsenophenylglycin (Tabelle XXVI) tritt sofortige Sterilisierung nur bei relativ hohen Dosen (0,1—0,2 pro Kilogramm) ein. Bei geringeren Dosen sind die Spirillen am nächsten Tage noch mehr oder minder im Blut, um am zweiten Tage plötzlich zu verschwinden.

### 4. Atoxylsaures Quecksilber.

Dieses Mittel hatte ich von den Höchster Farbwerken und von den Vereinigten chemischen Werken Charlottenburg bezogen. Beide Präparate sind in ihrer Löslichkeit, Toxizität und Wirksamkeit ganz gleich. Das atoxylsaure Quecksilber ist in Wasser unlöslich. Uhlenhuth verwandte es daher in Form von Emulsion in Öl und er schreibt gerade dieser Unlöslichkeit eine hohe Bedeutung für die Heilwirkung zu. In Kochsalzlösung erfolgt die Lösung leicht, daher habe ich stets 10 proz. Kochsalzlösung zur Auflösung des Mittels verwandt. Ich konnte hiermit gerade so gute Resultate erzielen, wie sie Uhlenhuth zu verzeichnen gehabt hat. Natürlich ist auch die klare Lösung für quantitative Arbeit und die Beurteilung der Wirksamkeit viel besser geeignet als die ungleichmäßig resorbierbaren Emulsionen. Dosis tolerata für das gesunde Huhn ist 0,1 g pro Kilogramm.

mit Arsenophenylglycin.

| 3 | 4 | 5 | 6 | 7 | 8 | 9 | 10 | 11 | 12 | 13 | 14 | 15 |
|---|---|---|---|---|---|---|---|---|---|---|---|---|
| 1630 | 1550 | 1630 | 1490 | 1600 | 1260 | 1320 | 1240 | 1360 | 1470 | 1890 | 1490 | 1630 |
| verdünnung (Spirillenzahl: 15—20:1) intramuskulär. | | | | | | | | | | | | |
| — | — | — | — | — | — | — | — | — | — | — | — | — |
| + w. 0,12 | + w. 0,12 | + w. 0,1 | + w 0,1 | + w. 0,08 | + w. 0,08 | + w. 0,06 | + w. 0,05 | + w. 0,05 | + w. 0,04 | + w. 0,04 | + w. 0,035 | + w. 0,025 |
| — | — | — | + s. w. | + w. | + w. | + | + w. | + + | + | + | + + | + w. |
| — | — | — | — | — | — | — | — | — | — | — | — | + w. |
| — | — | — | — | — | — | — | — | — | — | — | — | — |
| — | — | — | — | — | — | — | — | — | — | — | — | — |
| — | — | — | — | — | — | — | — | — | — | — | — | — |
| — | — | — | — | — | — | — | — | — | — | — | — | — |
| — | — | — | — | — | — | — | — | — | — | — | — | — |
| — | — | — | — | — | — | — | — | — | — | — | — | — |

Tabelle XXVII. Heilversuch

| Huhn | Nr. Gewicht | Kontrolltiere | | | | | | | | 1 | 2 | 3 |
|---|---|---|---|---|---|---|---|---|---|---|---|---|
| | | 1380 | 1050 | 1380 | 1240 | 1790 | 1570 | 1560 | 1080 | 1460 | 1160 | 1400 |
| Infektion: je 0,5 ccm pro kg Huhn von einer Blut- | | | | | | | | | | | | |
| 1. Tag | | — | — | — | — | — | — | — | — | — | — | — |
| 2. Tag | | + w. | + w. | + w. | + w. | + w. | + w. | + w. | + w. | + w. | + w. | + w. |
| Dose pro kg | | | | | | | | | | 0,15 | 0,12 | 0,12 |
| 3. Tag | | + + + | + + | + + | + + + | + + | + + | + + | + + | tot | — | tot |
| 4. Tag | | + + + + | + + | + + + | + + + | + + + | + + + | + + + | + + + | | tot | |
| 5. Tag | | + + + | + + + | + + + + | + + | + + + | + + + + | + w. | + + + | | | |
| 6. Tag | | — | tot | + | — | tot | — | — | + + + + | | | |
| 7. Tag | | — | | — | tot | | — | — | + + | | | |
| 8. Tag | | — | | — | | | — | — | — | | | |
| 9. Tag | | — | | — | | | — | — | — | | | |
| 10. Tag | | — | | — | | | — | — | — | | | |

Prüfung der<br>Mittels bei in-

Die Heildosis ist daher 0,04 g pro Kilogramm und dies stimmt
mit den Befunden Uhlenhuths vollkommen überein.

Tabelle XXVIII. Heilversuch mit

| Huhn | Nr. Gewicht | Kontrolltiere | | | | | | | | 1 | 2 | 3 |
|---|---|---|---|---|---|---|---|---|---|---|---|---|
| | | 1370 | 1200 | 1280 | 1160 | 1380 | 1050 | 1040 | 1560 | 1400 | 1280 | 1070 |
| Infektion: je 0,5 ccm pro kg Huhn von einer | | | | | | | | | | | | |
| 1. Tag | | — | — | — | — | — | — | — | — | — | — | — |
| 2. Tag | | + w. | + w. | + w. | + w. | + w. | + w. | + w. | + w. | + w. | + w. | + w. |
| Dose pro kg | | | | | | | | | | 0,25 | 0,2 | 0,15 |
| 3. Tag | | + + + | + + | + + + | + + | + + + | + + | + + | + + | tot | — | — |
| 4. Tag | | + + + | + + | + + + | + + + | + + + + | + + | + + + + | + + + + | | — | — |
| 5. Tag | | + + + | + + + | + + + + | + + + + | + + + | + + + | + + + + | + + + + | | — | — |
| 6. Tag | | + + + | + + + | — | + | — | tot | + | tot | | — | — |
| 7. Tag | | — | — | — | — | — | | — | | | — | — |
| 8. Tag | | — | — | — | — | — | | — | | | — | — |
| 9. Tag | | — | — | — | — | — | | — | | | — | — |
| 10. Tag | | — | — | — | — | — | | — | | | — | — |

Prüfung der<br>Mittels bei infi-

mit arsanylsaurem Quecksilber.

| 4 | 5 | 6 | 7 | 8 | 9 | 10 | 11 | 12 | 13 | 14 | 15 | 16 | 17 | 18 | 19 | 20 |
|---|---|---|---|---|---|---|---|---|---|---|---|---|---|---|---|---|
| 1220 | 1450 | 1660 | 1110 | 1540 | 1600 | 1350 | 1150 | 1240 | 1330 | 1340 | 1340 | 1320 | 1550 | 1130 | 1380 | 1380 |
| verdünnung (Spirillenzahl = 15—20 : 1) intramuskulär. | | | | | | | | | | | | | | | | |
| +w. 0,12 | +w. 0,09 | +w. 0,09 | +w. 0,06 | +w. 0,06 | +w. 0,045 | +w. 0,04 | +w. 0,04 | +w. 0,04 | +w. 0,03 | +w. 0,03 | +w. 0,025 | +w. 0,025 | +w. 0,02 | +w. 0,015 | +w. 0,01 | +w. 0,0075 |
| — | — | — | — | — | — | — | + | +w. | — | + | ++ | + | + | ++ | ++ | ++ |
| — | — | — | — | — | — | — | tot | — | — | — | — | — | — | ++ | ++ | ++++ |
| — | — | — | — | — | — | — | — | — | — | — | — | — | — | — | — | +w. |
| — | — | — | — | — | — | — | — | — | — | — | — | — | — | — | — | — |
| — | — | — | — | — | — | — | — | — | — | — | — | — | — | — | — | — |
| — | — | — | — | — | — | — | — | — | — | — | — | — | — | — | — | — |
| — | — | — | — sehr krank | — | — | — | — | — | — | — | — | — | — | — | — | — |
| — | — | — | — sehr krank | — | — | — | — | — | — | — | — | — | — | — | — | — |

Toxizität des fizierten Tieren.

## 5. Dioxydiamidoarsenobenzol.

Dosis tolerata für das gesunde Huhn: 0,25 g pro Kilogramm.

Dioxydiamidoarsenobenzol.

| 4 | 5 | 6 | 7 | 8 | 9 | 10 | 11 | 12 | 13 | 14 | 15 | 16 | 17 | 18 |
|---|---|---|---|---|---|---|---|---|---|---|---|---|---|---|
| 1370 | 1160 | 1390 | 990 | 1430 | 1490 | 1340 | 1270 | 1550 | 1190 | 1490 | 1410 | 1210 | 1180 | 1170 |
| Blutverdünnung (Spirillenzahl $\frac{20}{1}$), intramuskulär. | | | | | | | | | | | | | | |
| + w. 0,125 | + w. 0,1 | + w. 0,03 | + w. 0,02 | + w. 0,015 | + w. 0,01 | + w. 0,01 | + w. 0,01 | + w. 0,0075 | + w. 0,0075 | + w. 0,005 | + w. 0,005 | + w. 0,0035 | + w. 0,0035 | + w. 0,0025 |
| — | — | — | — | — | — | — | — | — | — | + s. w. | — | — | — | + w. |
| — | — | — | — | — | — | — | — | — | — | + s. w. | — | — | — | — |
| — | — | — | — | — | — | — | — | — | — | — | — | — | — | — |
| — | — | — | — | — | — | — | — | — | — | — | — | — | — | — |
| — | — | — | — | — | — | — | — | — | — | — | — | — | — | — |
| — | — | — | — | — | — | — | — | — | — | — | — | — | — | — |
| — | — | — | — | — | — | — | — | — | — | — | — | — | — | — |

Toxizität des zierten Tieren

Wie aus der Tabelle ersichtlich, kann das erkrankte Tier 0,25 nicht mehr ertragen, jedoch verträgt es 0,2 ganz gut. Die Heildosis ist, von einem Ausnahmetier abgesehen, 0,0035 pro Kilogramm. Bei so kleinen Dosen tritt keine Veränderung an der Injektionsstelle ein, und es sind auch keine allgemeinen Nebenerscheinungen zu beobachten. Setzt die Behandlung erst am 3. Tage nach der Infektion ein, wenn schon viele Spirillen im Blut vorhanden sind, so ist — wie die folgende Tabelle zeigt — eine etwas größere Dosis (0,01, also immer noch nur $^1/_{20}$ der Dosis tolerata) zur Heilung erforderlich.

### Tabelle XXIX. Heilversuch mit Dioxydiamidoarsenobenzol.

| Huhn Nr. Gewicht | Kontrolltiere 1380 | 1050 | 1380 | 1240 | 1 1140 | 2 1120 | 3 1290 | 4 1230 | 5 1150 | 6 1230 | 7 1110 |
|---|---|---|---|---|---|---|---|---|---|---|---|
| Infektion: je 0,5 ccm pro kg Huhn von einer Blutverdünnung (Spirillenzahl $\frac{20}{1}$), intramuskulär. | | | | | | | | | | | |
| 1. Tag | — | — | — | — | — | — | — | — | — | — | — |
| 2. Tag | +w. | +w. | +w. | +w. | +w. | +w. | +w. | +w. | +w. | +w. | +w. |
| 3. Tag | +++ | ++ | ++ | +++ | +++ | +++ | +++ | ++ | +++ | ++ | ++ |
| Dose pro kg | | | | | 0,025 | 0,015 | 0,01 | 0,008 | 0,0075 | 0,005 | 0,005 |
| 4. Tag | ++++ | ++ | +++ | +++ | — | — | — | + | — | — | ++ |
| 5. Tag | +++ | +++ | ++++ | ++ | — | — | — | — | — | — | — |
| 6. Tag | — | tot | + | — | — | — | — | — | — | — | — |
| 7. Tag | — | | — | tot | — | — | — | — | — | — | — |
| 8. Tag | — | | — | | — | — | — | — | — | — | — |
| 9. Tag | — | | — | | — | — | — | — | — | — | — |
| 10. Tag | — | | — | | — | — | — | — | — | — | — |

### Tabelle XXX. Schutzversuch mit Dioxydiamido-

| Huhn Nr. Gewicht | 1 1810 | 2 1500 | 3 1450 | 4 1250 | 5 1680 | 6 1350 |
|---|---|---|---|---|---|---|
| Vorbehandlung | 0,07 pro kg intramuskulär eingespritzt | | | | | |
| Infiziert | Nach 50 Tagen | | Nach 45 Tagen | | Nach 40 Tagen | |
| Tage nach Infektion — 1. Tag | +s.w. | +s.w. | +s.w. | +s.w. | — | Dieses Tier wurde wegen Erkrankung an schwerer Diphtherie getötet |
| 2. Tag | + | +w. | + | + | — | |
| 3. Tag | +++ | +++ | +++ | — | — | |
| 4. Tag | ++++ | ++++ | ++++ | — | — | |
| 5. Tag | — | tot | tot | — | — | |
| 6. Tag | — | | | — | — | |
| 7. Tag | — | | | — | — | |
| 8. Tag | — | | | — | — | |
| Reinfektion nach 3 Monaten | Ø | | | Ø | negativ | |

Wird dagegen gleichzeitig mit der Infektion behandelt, so ist 0,0025 sicher imstande, den Ausbruch der Erkrankung zu verhüten.

Auch über die Schutzwirkung dieses Mittels wurden einige Versuche angestellt und dabei ergab sich ein interessantes Resultat. Im ersten Versuche wurde eine Dosis von 0,05 pro Kilogramm intramuskulär injiziert, wobei das behandelte Huhn sich noch nach 20 Tagen gegen eine Infektion vollkommen refraktär verhielt. Nachdem dieses Resultat durch einenz weitenVersuch bestätigt war, wurde je zwei Hühnern an verschiedenen Tagen eine Dosis von 0,07 pro Kilogramm intramuskulär eingespritzt und die Tiere dann später, gleichzeitig mit zwei nicht vorbehandelten Kontrollhühnern, infiziert.

Wie aus der Tabelle ersichtlich ist, waren die Hühner bis zu 30 Tagen nach der Behandlung anscheinend vollständig gegen die Infektion geschützt, nach 35 Tagen ging die Infektion zwar an, aber nur ganz leicht, erst nach 50 Tagen war keine Schutzwirkung mehr nachzuweisen.

Ein Vergleich dieses Resultats mit dem der prophylaktischen Versuche bei Mäuse- und Rattenrecurrens ergibt einen erheblichen Unterschied in der Dauer der Schutzkraft. Die Ursache dieser enorm langen Dauer der präventiven Wirkung des Mittels bei Hühnern wurde aber sofort dadurch klargelegt, daß an der Injektionsstelle ein großes Depot des Mittels gefunden wurde. Der Muskel wird durch das Mittel nekrotisiert und letzteres bleibt von der koagulierten Muskelsubstanz lange Zeit lokal fest gebunden.

arsenobenzol (intramuskuläre Anwendung).

| 7 1340 | 8 1380 | 9 1320 | 10 1470 | 11 1370 | 12 1370 | 13 1090 | 14 1160 |
|---|---|---|---|---|---|---|---|
| 0,07 pro kg intramuskulär eingespritzt | | | | | | Kontrolle Ø | |
| Nach 35 Tagen | | Nach 30 Tagen | | Nach 25 Tagen | | — | |
| + s. w. | + s. w. | — | — | — | — | + s. w. | + s. w. |
| + s. w. | + w. | — | — | — | — | + w. | + |
| — | — | — | — | — | — | + + | + + + |
| — | — | — | — | — | — | + + + + | + + + + |
| — | — | — | — | — | — | + + + + | + + + + |
| — | — | — | — | — | — | tot | + + + + |
| — | — | — | — | — | — | | + + + + |
| — | — | — | — | — | — | | — |
| Ø | negativ | negativ | Ø | negativ | Ø | | Ø |

56                   S. Hata.

Das Vorhandensein der Substanz in dieser koagulierten Masse ist durch ein Reagens, welches aus Paradimethylamidobenzaldehyd, Sublimat und Salzsäure besteht und das in Verbindung mit der Substanz intensive Gelbfärbung gibt, sicher nachzuweisen. Offenbar wird die Substanz ganz allmählich resorbiert und geht ins Blut über, aber selbst 50 Tage nach der Injektion ist das Depot im Muskel noch deutlich sichtbar.

Wie oben bei dem Heilversuch gesehen wurde, tötet schon eine minimale Menge der Substanz die Parasiten ab. Die vom Depot aus resorbierten geringen Quantitäten genügen zweifellos, um eine starke krankheitsauslösende Entwicklung der Spirillen hintanzuhalten.

Daß die gegebene Erklärung die richtige ist, ergab sich aus folgendem Versuch, bei dem das Mittel intravenös angewandt wurde, so daß ein Depot sich nicht bilden konnte (Tabelle XXXI). Die Schutzwirkung dauerte hierbei kaum 4 Tage, und 6 Tage nach der Behandlung verhielten sich die Tiere gegenüber der Infektion ganz wie normal.

Tabelle XXXI. Schutzversuch mit Dioxydiamidoarsenobenzol (intravenöse Applikation).

| Huhn Nr. | 1 | 2 | 3 | 4 | 5 | 6 | 7 | 8 | 9 | 10 | 11 | 12 | 13 | 14 |
|---|---|---|---|---|---|---|---|---|---|---|---|---|---|---|
| Gewicht | 1260 | 1310 | 1330 | 1310 | 1480 | 1400 | 1170 | 1440 | 1060 | 1380 | 1220 | 1290 | 1400 | 1260 |
| Vorbehandlung Intravenös, Dosis pro kg | 0,02 | 0,03 | 0,02 | 0,03 | 0,02 | 0,03 | 0,02 | 0,03 | 0,02 | 0,03 | 0,02 | 0,03 | Kontrolle 0 | |
| Infiziert | Nach 6 Tagen | | Nach 5 Tagen | | Nach 4 Tagen | | Nach 3 Tagen | | Nach 2 Tagen | | Nach 24 Stunden | | — | |
| 1. Tag | + s. w. | + s. w. | + s. w. | — | + s. w. | — | — | — | — | — | — | — | + s. w. | — |
| 2. Tag | + | + | + + | + w. | + s. w. | — | — | — | — | — | — | — | + | + |
| 3. Tag | + + | + + | + + + | — | + s. w. | — | — | — | — | — | — | — | + + + | + + + |
| 4. Tag | + + + + | + + + | + + + + | — | — | — | — | — | — | — | — | — | + + + | + + + + |
| 5. Tag | + + + + | + + + + | + + + + | — | — | — | — | — | — | — | — | — | + + + + | tot |
| 6. Tag | + s. w. | — | + + + + | — | — | — | — | — | — | — | — | — | tot | |
| 7. Tag | — | — | + + + + | — | — | — | — | — | — | — | — | — | | |
| 8. Tag | — | — | + + + + | — | — | — | — | — | — | — | — | — | | |
| Reinfektion nach 14 Tagen | | | | negativ | negativ | negativ | negativ | negativ | negativ | negativ | negativ | negativ | negativ | |

Die Hühner, welche bei diesen beiden Schutzversuchen mikroskopisch parasitenfrei geblieben waren, hatten doch in ihrem Blut eine ganz minimale Zahl von Spirochäten, die durch direkte mikroskopische Untersuchung zwar nicht gefunden wurde, aber doch durch Übertragung einer großen Menge Blut auf normale Vögel nachgewiesen wurden. Dafür sprechen auch die Resultate der Reinfektion, welche bei allen Tieren negativ ausfiel. Es könnte sich um eine erworbene Immunität handeln, welche durch die submikroskopische Infektion hervorgerufen wurde.

### 6. Amidophenolarsenoxyd.

Dosis tolerata pro Kilogramm Huhn: 0,03 g. Das Amidophenolarsenoxyd zeigt ebenfalls sehr gute Wirkung und von dieser Substanz erträgt das kranke Tier ebensoviel wie das gesunde (Tabelle XXXII).

Wenn wir nun die bisher erwähnten Heilversuche bei Hühnerspirillose überblicken, so gestaltet sich das Verhältnis zwischen Heildose und ertragener Dose bei den einzelnen Substanzen wie folgt:

$$
\begin{aligned}
&\text{Atoxyl} &&\frac{0,03}{0,06} = \frac{1}{2}\\[4pt]
&\text{Arsacetin} &&\frac{0,03}{0,1} = \frac{1}{3,3}\\[4pt]
&\text{Arsenophenylglycin} &&\frac{0,12}{0,4} = \frac{1}{3,3}\\[4pt]
&\text{Arsanylsaures Quecksilber} &&\frac{0,04}{0,1} = \frac{1}{2,5}\\[4pt]
&\text{Dioxydiamidoarsenobenzol} &&\frac{0,0035}{0,2} = \frac{1}{58}\\[4pt]
&\text{Amidophenolarsenoxyd} &&\frac{0,0015}{0,03} = \frac{1}{20}
\end{aligned}
$$

Aus diesem Vergleich geht hervor, daß die erstgenannten vier Mittel ungleich ungünstiger wirken als die beiden letzten, von denen wieder das Dioxydiamidoarsenobenzol noch besser ist als das Amidophenolarsenoxyd, eine Tatsache, die ich auch schon bei den Recurrensversuchen feststellen konnte.

Wenn auch in der Heildose der verschiedenen Substanzen bei Recurrens und Hühnerspirillose ein großer Unterschied bemerkbar ist, so ist doch sicher, daß in der Wirksamkeit dieser Substanzen bei beiden Erkrankungen volle Übereinstimmung besteht, insofern, als ein im Recurrensversuch sehr schwach wirkendes Mittel auch bei Hühnerspirillose nur von mäßiger Wirksamkeit ist, dagegen eine bei erstgenannter Erkrankung stark wirkende Substanz auch bei der letzteren eine hohe Wirkung zeigt.

Tabelle XXXII. Heilversuch

| Huhn | Nr. Gewicht | Kontrolltiere: | | | | | | 1 | 2 |
|---|---|---|---|---|---|---|---|---|---|
| | | 1280 | 1160 | 1380 | 1050 | 1040 | 1560 | 1450 | 1040 |
| | | Infektion: je 0,5 ccm pro kg Huhn von einer | | | | | | | |
| 1. Tag | | — | — | — | — | — | — | — | — |
| 2. Tag | | + w. | + w. | + w. | + w. | + w. | + w. | + w. | + w. |
| Dose pro kg | | | | | | | | 0,03 | 0,025 |
| 3. Tag | | + + + | + + | + + + | + + | + + | + + | — | — |
| 4. Tag | | + + + | + + + | + + + + | + + | + + + + | + + + + | — | — |
| 5. Tag | | + + + + | + + + + | + + + | + + + | + + + + | + + + + | — | — |
| 6. Tag | | — | + | — | tot | + | tot | — | — |
| 7. Tag | | — | — | — | | — | | — | — |
| 8. Tag | | — | — | — | | — | | — | — |
| 9. Tag | | — | — | — | | — | | — | — |
| 10. Tag | | — | — | — | | — | | — | — |

Prüfung der Toxizität des Mittels bei infizierten Tieren.

# III. Versuche bei Syphilis an Kaninchen.

Seit langem haben wir im Quecksilber ein spezifisches Heilmittel gegen Syphilis. Ein großer Nachteil dieses so wichtigen Mittels besteht aber leider in seiner starken Giftigkeit im Verhältnis zur Heilwirkung. Daher kann man eine für die dauernde Heilung ausreichende Dosis nicht in einem kurzen Zeitraum anwenden, sondern muß die Behandlung in Etappen ausführen und auf diese Weise einen Erfolg zu erzielen suchen. Trotz der allerstrengsten Vorsichtsmaßregeln ist indessen die Intoxikation bei manchen Kranken noch nicht zu vermeiden. Aus diesem Grunde ist seit langem eine große Zahl von Forschern unablässig bemüht, Quecksilberverbindungen darzustellen, die bei relativer Ungiftigkeit noch wirksam genug sind, um die Krankheit günstig zu beeinflussen, und weiterhin Ersatzmittel für das Quecksilber aufzufinden. Diese Bemühungen waren auch insofern nicht erfolglos, als ein allmählicher Fortschritt in der Therapie dieser Krankheit schon erzielt worden ist. Trotzdem kann natürlich dieses Problem noch lange nicht als gelöst betrachtet werden.

## mit Amidophenolarsenoxyd.

| 3 | 4 | 5 | 6 | 7 | 8 | 9 | 10 | 11 | 12 | 13 | 14 | 15 |
|---|---|---|---|---|---|---|----|----|----|----|----|----|
| 1340 | 1410 | 1320 | 1400 | 1550 | 1410 | 1270 | 1250 | 1360 | 1320 | 1250 | 1280 | 1170 |

Blutverdünnung (Spirillenzahl $\frac{20}{1}$), intramuskulär.

| 3 | 4 | 5 | 6 | 7 | 8 | 9 | 10 | 11 | 12 | 13 | 14 | 15 |
|---|---|---|---|---|---|---|----|----|----|----|----|----|
| — | — | — | — | — | — | — | — | — | — | — | — | — |
| + w. 0,02 | + w. 0,015 | + w. 0,012 | + w. 0,008 | + w. 0,005 | + w. 0,0035 | + w. 0,003 | + w. 0,0025 | + w. 0,0025 | + w. 0,002 | + w. 0,0015 | + w. 0,0015 | + w. 0,001 |
| — | — | — | — | — | — | — | — | — | — | — | — | + w. |
| — | — | — | — | — | — | — | — | — | — | + s. w. | — | — |
| — | — | — | — | — | — | — | — | — | — | + s. w. | — | — |
| — | — | — | — | — | — | — | — | — | — | — | — | — |
| — | — | — | — | — | — | — | — | — | — | — | — | — |
| — | — | — | — | — | — | — | — | — | — | — | — | — |
| — | — | — | — | — | — | — | — | — | — | — | — | — |

Prüfung der
Toxizität des
Mittels bei in-
fizierten Tieren.

Nachdem das Atoxyl durch seine trypanocide Wirkung die allgemeine Aufmerksamkeit auf sich gelenkt hatte, wurde es auch für die Syphilistherapie herangezogen. So scheint diese Substanz nach den Versuchen von Metschnikoff (12), weiterhin von Salmon (13 und 14) an Affen, dann von Uhlenhuth, Hoffmann und Weidanz (15 und 16), von Levaditi und Yamanouchi (17) an Kaninchenkeratitis und von Uhlenhuth, Hoffmann und Roscher (18) an Affen eine unverkennbare Wirkung, wenigstens eine Schutzwirkung zu haben. Durch die von Salmon und weiter von Hallopeau (19) angestellten klinischen Versuche angeregt, haben mehrere Autoren, wie Lesser (20), Lassar (21), Zwange (24), v. Zeissl (22) u. a. das Atoxyl in die menschliche Syphilistherapie eingeführt, und die meisten dieser Autoren haben auch eine gewisse, manchmal schnell eintretende Heilwirkung gefunden, ohne daß jedoch eine sichere und dauernde Heilung hätte erzielt werden können. Daher kann das Atoxyl dem Quecksilber nicht vorgezogen werden um so weniger, als es auch die bekannte Nebenwirkung besitzt, Augenstörungen zu verursachen. A. Neisser (23) hat das Arsacetin dem Atoxyl vorgezogen. Uhlenhuth und Manteufel (4) haben eine Verbindung des

Atoxyls + Quecksilber = atoxylsaures Quecksilber als vorzügliches Heilmittel bei Syphilis empfohlen. Leider ist der grundlegende Versuch an Kaninchenkeratitis von ihnen nicht ausführlich publiziert. Nach den genannten Autoren soll eine einmalige Injektion von 0,06 imstande sein, eine voll entwickelte Keratitis binnen 5—6 Tagen vollkommen zum Verschwinden zu bringen. Dabei muß jedoch bemerkt werden, daß bei einem mit 0,08 behandelten Tier später ein Rezidiv eintrat. Auf Grund dieser Versuche hat dann Miekley (25) einen klinischen Versuch angestellt, scheinbar mit gutem Resultat. Ganz kürzlich haben Uhlenhut und Menzel (33) über die vier von ihnen mit atoxylsaurem Quecksilber behandelten Fälle von Kaninchenhodensyphilis genaues mitgeteilt. In ihren Versuchen war die 3—4malige Wiederholung der Injektion nötig, um die Spirochaeten binnen 7—14 Tagen vollständig zu vernichten. Bei einem Tier wurden die Spirochaeten 4 Tage nach einmaliger Injektion von 0,05 g nicht mehr gefunden, aber das Tier ging leider an Intoxiction zu Grunde. Die ganze Dose, die bei wiederholt behandelten und geheilten Tieren angewandt wurde, betrug bei zwei Tieren je 0,14 g in 5 Injektionen, bei einem Tier 0,095 g in 3 Injektionen.

Alt (25) machte mit Arsenophenylglycin die interessante Beobachtung, daß bei Paralytikern, deren Blutserum eine positive Wassermann-Reaktion ergeben hatte, diese Reaktion nach Behandlung mit Arsenophenylglycin größtenteils negativ wurde. Ob das Verschwinden der Reaktion der Vernichtung der Erreger zuzuschreiben oder vielmehr durch die Inaktivierung der an der Reaktion teilnehmenden Substanz (27) bedingt ist, kann noch nicht mit Sicherheit entschieden werden.

Nachdem ich durch meine Versuche an Recurrens und Hühnerspirillose bei einigen Arsenikalien eine sichere spirillentötende Wirkung gefunden hatte, zog ich auch die Behandlung der Syphilis in den Kreis meiner Experimente. Als Versuchstiere verwandte ich bisher nur Kaninchen.

Beim Kaninchen kann man zwei Formen der syphilitischen Erkrankung experimentell erzeugen, und zwar:

1. die schon längst bekannte Keratitis syphilitica und

2. die zuerst von Ossola, dann von Truffi (28—30) und Mezincescu (31) ausführlich bearbeitete Scrotumsyphilis, welch

letztere besonders genaue Übereinstimmung mit dem Schanker des Menschen zeigt.

Der Keratitisstamm wurde mir vom Kaiserlichen Gesundheitsamt in Berlin, der von Truffi selbst von Menschensyphilis gezüchtete Scrotumstamm von Herrn Dr. Truffi in freundlichster Weise für meine Versuche überlassen, wofür ich an dieser Stelle meinen Dank aussprechen möchte. Besonders bin ich Herrn Dr. Truffi dafür verbunden, daß er in Prof. Ascolis Laboratorium in Pavia mir die Einzelheiten seiner Impfmethode persönlich demonstriert hat. Beide Stämme wurden im Speyerhause weitergezüchtet.

Es ist ja allgemein bekannt, daß die experimentelle Keratitis durch Einbringen eines Stückchens der erkrankten Cornea in die Vorderkammer des Versuchstieres erzeugt wird. Diese Corneastückchen konnte ich auch mit Erfolg auf die Scrotumhaut verimpfen und dadurch genau denselben Schanker erzeugen, wie mit dem eigentlichen Scrotumstamm. Dieser durch Verimpfung von Corneastückchen erzeugte Schanker ist als Material für weitere Verimpfungen auf das Scrotum der Kaninchen sehr geeignet, weil der Schanker viel reiner ist, das heißt weniger Bakterien enthält als der von Scrotum auf Scrotum weitergezüchtete Stamm.

Die Verimpfung auf das Scrotum geschieht in folgender Weise: Man führt an einer Stelle der unteren Hälfte des Scrotums, wo die Haut dünner und weicher ist als in der oberen Hälfte, einen kleinen Hautschnitt aus und macht einen flachen, aber ziemlich langen Hautsack, in den man mit der Pinzette einige Stückchen Impfmaterial möglichst tief hineinschiebt. Die Wunde kann man ihrer natürlichen Zuheilung überlassen. Für die Impfung geeignet sind gut ausgewachsene männliche Kaninchen mit genügend entwickeltem Scrotum. Bei den jüngeren Tieren ist die Scrotumhaut noch nicht dünn und weich genug, und die Impfung geht daher schlechter an als bei den ausgewachsenen Tieren.

Die Schnittwunde pflegt schon am nächsten Tage von selbst zu heilen und die eingeführten Stückchen bleiben unter der Haut liegen. Die Entwicklung des Syphlioms ist bei den einzelnen Tieren nicht ganz gleichmäßig. Gewöhnlich tritt erst nach 10—14 Tagen an der Stelle, wo die Impfstückchen liegen, eine kleine, etwa hanfkorngroße weiße oder etwas rötliche Infiltration auf, die langsam zunimmt, bis sie nach mehr oder weniger langer Zeit Linsen- bis Erbsen- bis Bohnengröße erreicht. Nach 4—6 Wochen nekrotisiert die Haut an dieser Stelle allmählich und bildet eine Kruste, und auf diese Weise entsteht ein Geschwür (vgl. Tafel II a, b), dessen Rand knorpelhart ist und die umgebende gesunde Haut hoch überragt. Hebt man die feuchte Kruste ab, so tritt leicht Blutung ein aus dem schmutzig-nekrotischen Grund, der manchmal so tief ist, daß die Randinfiltration sich steif vom Grunde abhebt. Das ganze Bild ist dem primären Schanker des Menschen sehr ähnlich. Die ganze Induration nimmt mit der Zeit an Größe und Dicke zu und erreicht bei 2 cm Dicke zuweilen die Größe eines Zweimarkstückes (vgl. Tafel II c). Dieser Zustand dauert mehrere Monate an. Nach 2—4 Monaten bemerkt man mitunter eine Neigung zur Rückbildung der Sklerome, die häufig wieder in das Gegenteil umschlägt. Wie lange der Schanker dauert, kann mit Sicherheit noch nicht angegeben werden, weil die meisten Tiere inzwischen in Behandlung genommen wurden und viele Kontrolltiere nach mehreren Monaten aus verschiedenen Gründen starben. Bei einigen Kontrolltieren beobachtete ich, daß der Schanker 5 Monate andauernd bestand. Häufig kommt es vor, daß der Schanker auf den Hoden übergreift und Hodenentzündung hervorruft, und daß die Inguinaldrüsen anschwellen. Mehrmals habe ich Indurationen gesehen, die lange Zeit unter der Haut verschiebbar lagen und Haselnußgröße erreichten, dabei aber die Haut intakt ließen. Diese Indurationen sind ebenfalls sehr hart. Beim Aufschneiden findet man in ihnen einen sehr zähen, dicken, gummiartigen Gewebsaft, in dem Unmengen von Spirochäten nachzuweisen sind. Die Induration kann nach Monaten mit der Haut zusammenwachsen und diese an dieser Stelle schließlich eine Erosion oder ein Geschwür aufweisen.

Ganz gleichmäßige Erkrankung, wie dies z. B. bei Recurrens und Hühnerspirillose möglich ist, kann man bei der Syphilis an den Versuchstieren nicht hervorrufen. So geht bei manchem Kaninchen die Infektion entweder gar nicht oder nur unbedeutend an, so daß sie zum Heilversuch nicht geeignet sind, bei anderen wieder geht die Infektion zwar an, doch bildet sich die Krankheit bald zurück und die Tiere sind aus diesem Grunde auch nicht zu verwenden. Eine mit deutlicher Trübung und etwas Gefäßbildung gekennzeichnete Keratitis kann z. B. nach einer Woche spontan vollkommen abheilen, später aber wieder auftreten. Auch bei Scrotumsyphilis kann die spontane Heilung zuweilen bei schwach ent-

wickelter Erosion oder ganz kleinem Schanker relativ früh vorkommen. **Man muß daher stets eine größere Anzahl
von Kaninchen impfen und für den Heilversuch nur
diejenigen Tiere verwenden, bei denen das Krankheitsbild ganz ausgesprochen ist und dauernd besteht.**

Die jüngst von Uhlenhuth und Mulzer (32) beschriebene
Orchitis syphilitica eignet sich ganz ausgezeichnet für die Stamm-
erhaltung, weil sie eine Reinkultur darstellt; chemotherapeutische
Studien lassen sich aber mit ihr schlecht ausführen, weil die An-
schwellung des Hodens ganz von selbst bald zu- bald abnimmt
und sie besonders für wiederholte Untersuchung der Spirochäten
nicht bequem ist.

Den Heilversuch bei Kaninchensyphilis habe ich zuerst mit
Dioxydiamidoarsenobenzol angestellt, weil sich dieses Mittel bei
den Versuchen mit Recurrens und Hühnerspirillose am wirk-
samsten erwiesen hat.

## A. Heilversuch mit Dioxydiamidoarsenobenzol bei Keratitis syphilitica des Kaninchens.

Mit der Behandlung wurde stets erst dann begonnen, wenn
die Keratitis sich mit starker Trübung und Gefäßbildung voll entwickelt und lang bestanden hatte. Die Substanz kam in allen
Fällen intravenös zur Anwendung. Der Heilerfolg konnte nur
nach dem Zustand der Cornea beurteilt werden, weil bei Keratitis
wiederholte Spirillenuntersuchungen nicht durchführbar sind. Ich
möchte hier zunächst einige Protokolle von unbehandelten Tieren
folgen lassen.

### 1. Unbehandelte (Kontroll-) Tiere.

| | | | |
|---|---|---|---|
| I. | 8. | 6. 09. | Infiziert rechte Cornea. |
| | 21. | 7. ,, | Einschnittnarbe glatt geheilt; einige Gefäße am oberen Rande; starke Trübung vorn am Zentrum der Cornea. |
| | 27. | 7. ,, | Gleichmäßige Trübung der ganzen Cornea. Gefäßentwicklung zurückgegangen. |
| | 9. | 8. ,, | Nur noch geringe Trübung der Cornea. |
| | 16. | 8. ,, | Keine Trübung, Pupille schwer zu sehen. |
| | 4. | 9. ,, | Keine Trübung. |
| | 14. | 9. ,, | Diffuse Trübung mit vier Gefäßen von oben und von unten. |

| | | | |
|---|---|---|---|
| 22. | 9. | 09. | Diffuse Trübung etwas geringer. |
| 4. | 10. | ,, | Wieder starke Trübung der ganzen Cornea mit Gefäßen ringsum. Cornea fast undurchsichtig; Pupille nicht zu sehen. In der Mitte der Cornea dicke graugelbliche Trübung. |
| 23. | 10. | ,, | Trübung immer stärker; in der Mitte großer glaukomartiger Herd. Die ganze Cornea ist mit zahlreichen Gefäßen besetzt. |
| 30. | 12. | ,, | Wie oben, doch weniger gefäßreich. |

II.

| | | | |
|---|---|---|---|
| 8. | 6. | ,, | Infiziert in die rechte Cornea. |
| 21. | 7. | ,, | Narbe glatt, beginnende Gefäßentwicklung vom oberen Rande, Pupille verzogen, Cornea stark getrübt. |
| 27. | 7. | ,, | Starke Trübung der ganzen Cornea, starke Gefäßentwicklung vom oberen Rande. |
| 9. | 8. | ,, | Trübung noch stärker, Gefäßbildung ringsum. |
| 16. | 8. | ,, | Cornea etwas heller. Gefäß beinahe verschwunden, nur zwei Gefäße am oberen Rande. |
| 4. | 9. | ,, | Nicht verändert. |
| 14. | 9. | ,, | Trübung wieder stärker. Vordere Mitte ganz undurchsichtig graugelb getrübt; zahlreiche Gefäße am oberen und unteren Rande. |
| 22. | 9. | ,, | Unverändert. |
| 23. | 10. | ,, | Unverändert. |
| 1. | 12. | ,, | Die dicke graue Trübung hat zugenommen. Pupille nicht zu sehen. Gefäßentwicklung noch stärker. |
| 30. | 12. | ,, | Wie oben. |

III.

| | | | |
|---|---|---|---|
| 23. | 8. | 09 | Infiziert in die rechte Cornea. |
| 14. | 9. | ,, | Schnitt glatt zugeheilt, sonst keine Veränderung. |
| 8. | 10. | ,, | Noch keine Symptome. |
| 23. | 10. | ,, | Kleine leichte Trübung am oberen Rande mit einem kleinen Gefäß. |
| 10. | 11. | , | Trübung mehr verbreitet; Gefäß verlängert bis zur Mitte der Cornea. |
| 17. | 11. | ,, | Trübung noch stärker; 2 starke Gefäße von oben. |
| 1. | 12. | ,, | Ganze Cornea getrübt; in der Mitte starke Trübung. Pupille unsichtbar. Gefäßbildung auch am unteren Rande. |
| 30. | 12. | ,, | Wie oben, aber zahlreiche kleine gelbliche Pünktchentrübung; Gefäßbildung stärker. |
| 13. | 1. | 10. | Abgemagert, tot. |

IV.

| | | | |
|---|---|---|---|
| 23. | 8. | 09 | Infiziert in die rechte Cornea. |
| 14. | 9. | ,, | Schnitt glatt zugeheilt, sonst noch keine Veränderung. |

| | | | |
|---|---|---|---|
| 23. | 9. | 09. | Noch keine Keratitis. |
| 8. | 10. | ,, | In der oberen Hälfte der Cornea leichte Trübung; Gefäßentwicklung vom oberen Rande. |
| 23. | 10. | ,, | Gefäß verschwunden; Trübung auch abgenommen. |
| 4. | 11. | ,, | Trübung wieder verbreitert, mit 2 kleinen Gefäßen. |
| 10. | 11. | ,, | Trübung etwas stärker. |
| 17. | 11. | ,, | Wie oben. |
| 1. | 12. | ,, | Gefäß ganz verschwunden und Cornea fast klar; nur an der oberen Hälfte leichte Trübung. |
| 30. | 12. | ,, | Fast ganze Cornea undurchsichtig, graugelblich getrübt; starke Gefäßentwicklung am oberen und unteren Rande. |

| | | | | |
|---|---|---|---|---|
| V. | 23. | 8. | ,, | Infiziert in die rechte Cornea. |
| | 14. | 9. | ,, | Schnittwunde glatt geheilt. |
| | 8. | 10. | ,, | Leichte Trübung der oberen Hälfte mit geringer Gefäßentwicklung. |
| | 23. | 10. | ,, | Unverändert. |
| | 4. | 11. | ,, | Trübung sehr ausgedehnt, aber nur leicht. Pupille nur schwer zu sehen; Gefäßbildung ringsum. |
| | 10. | 11. | ,, | Trübung zurückgebildet; keine Gefäße. |
| | 17. | 11. | ,, | Cornea ganz klar. |
| | 1. | 12. | ,, | Cornea ganz klar. |
| | 30. | 12. | ,, | Cornea ganz klar. |

## 2. Behandelte Tiere.

| | | | | |
|---|---|---|---|---|
| VI. | 8. | 6. | 09. | Infiziert in die rechte Cornea. |
| | 21. | 7. | ,, | Sehr starke Gefäßentwicklung vom oberen Rande; Cornea stark getrübt. |
| | 27. | 7. | ,, | Intensive Trübung der Cornea. Pupille nicht mehr zu sehen; starke Gefäßentwicklung am ganzen Rande. |
| | 9. | 8. | ,, | Cornea vollkommen undurchsichtig, in der Mitte graugelbe dicke Trübung; enorme Gefäßentwicklung. |
| | 18. | 8. | ,, | Fast die ganze Cornea gelbgrau verfärbt. |
| | 21. | 8. | ,, | Gewicht: 2100 g. Injektion mit 0,04 g Dioxydiamidoarsenobenzol pro Kilogramm Tier, intravenös. |
| | 31. | 8. | ,, | Cornea bedeutend aufgehellt, Pupille wieder sichtbar. Unten vier graugelbe Trübungen, einzelne Gefäße von oben. |
| | 14. | 9. | ,, | Etwas heller, aber keine bedeutende Veränderung. |

| | | | |
|---|---|---|---|
| | 22. | 9. 09. | Allgemeine Trübung ganz verschwunden, keine Gefäße, aber die narbige Pünktchentrübung in der unteren Partie bleibt unverändert. |
| | 23. | 10. „ | Unverändert. |
| | 30. | 12. „ | Unverändert. Die punktförmigen Narben bleiben zurück. |
| VII. | 8. | 6. „ | Infiziert in die rechte Cornea. |
| | 21. | 7. „ | Beginnende Gefäßentwicklung vom oberen Rand; die ganze Cornea etwas opak. |
| | 27. | 7. „ | Cornea ziemlich stark getrübt. |
| | 9. | 8. „ | Starke Trübung der ganzen Cornea und Gefäßentwicklung ringsum. |
| | 16. | 8. „ | Etwas aufgehellt; Gefäße verringert. |
| | 4. | 9. „ | Wieder starke Trübung und Gefäßentwicklung von oben und unten; unten hinten ganz undurchsichtige graue Trübung. |
| | 6. | 9. „ | **Gewicht: 2500 g. Injektion: 0,04 g Dioxydiamidoarsenobenzol pro Kilogramm Tier, intravenös.** |
| | 14. | 9. „ | Trübung bedeutend zurückgegangen; Pupille wieder ganz sichtbar. Untere dicke Trübung ganz verschwunden, in der oberen Hälfte noch etwas leichte Trübung und geringe Gefäße. |
| | 22. | 9. „ | Keine Gefäße; Cornea ganz klar. |
| | 23. | 10. „ | Cornea ganz klar. |
| | 30. | 12. „ | Cornea ganz klar. |
| VIII. | 8. | 6. 09. | Infiziert in die rechte Cornea. |
| | 21. | 7. „ | Beginnende Gefäßentwicklung vom oberen Rande; ganze Cornea ziemlich stark getrübt. |
| | 27. | 7. „ | Wie oben. |
| | 9. | 8. „ | Stärkere Trübung und Gefäßentwicklung; Pupille nicht sichtbar. |
| | 16. | 8. „ | Trübung etwas stärker. |
| | 4. | 9. „ | Trübung stärker; die ganze Cornea durchsetzt mit zahlreichen Gefäßen. |
| | 6. | 9. „ | **Gewicht: 1900 g. Injektion mit 0,02 g Dioxydiamidoarsenobenzol pro Kilogramm Tier, intravenös.** |
| | 14. | 9. „ | Trübung fast ganz verschwunden; Pupille gut zu sehen. In der oberen Partie noch eine leichte Trübung mit ganz kleinen Gefäßen. |
| | 22. | 9. „ | Ganze Cornea vollkommen klar. |
| | 23. | 10. „ | Ganz klar. |

30. 12. 09.   Ganz klar.

IX. 23. 8. „   Infiziert in die rechte Cornea.

14. 9. „   Ganz leichte Trübung mit einem Gefäß am oberen Rande.

23. 9. „   Wie oben.

8. 10. „   Trübung stärker und mehr verbreitet, Pupille noch gut zu sehen; 2 Gefäße vom oberen Rande.

23. 10. „   Ganze Cornea stark getrübt; Pupille nicht zu sehen. Mehrere Gefäße.

28. 10. „   Gewicht: 2610 g. Injektion: 0,02 g pro Kilogramm Tier, intravenös.

4. 11. „   Trübung bedeutend abgenommen; Pupille ganz gut sichtbar, nur in der oberen Hälfte noch leichte Trübung mit kleinen Gefäßen.

10. 11. „   Trübung noch mehr abgenommen und Gefäße verringert.

17. 11. „   Cornea ganz klar.

30. 12. „   Cornea ganz klar.

X. 23. 8. 09.   Infiziert in die rechte Cornea.

14. 9. „   Ganz leichte Trübung in der oberen Hälfte.

23. 9. „   Wie oben.

8. 10. „   Trübung etwas deutlicher; kleine Gefäße am oberen Rande.

23. 10. „   Trübung viel stärker und ausgedehnter, obere Hälfte der Pupille unsichtbar, stärkere Gefäßentwicklung.

28. 10. „   Ganze Cornea undurchsichtig; stärkere Gefäßentwicklung.
Gewicht: 3050 g. Injektion: 0,01 g pro Kilogramm Tier, intravenös.

4. 11. „   Trübung bedeutend abgenommen, nur leichte Trübung in der oberen Hälfte; Pupille ganz gut zu sehen. 2 kleine Gefäße.

10. 11. „   Ganz klar; Gefäße verschwunden.

17. 11. „   Cornea ganz klar.

30. 12. „   Ganz klar.

XI. 23. 8. 09.   Infiziert in die rechte Cornea.

14. 9. „   Keine Symptome.

23. 9. „   Kleine Trübung mit einem Gefäß am oberen Rand.

8. 10. „   Trübung etwas mehr verbreitet.

23. 10. „   Trübung deckt ganze obere Hälfte.

28. 10. „   Trübung d. ganzen Cornea; stärkere Gefäßentwicklung.
Gewicht: 3100 g. Injektion: 0,006 g pro Kilogramm Tier, intravenös.

4. 11. 09. Nur ganz leichte Trübung in der oberen Hälfte, mit kleinem Gefäß.
10. 11. „ Noch Spur von Trübung; keine Gefäße.
17. 11. „ Ganz klar.
30. 12. „ Ganz klar.

Bei diesen so behandelten Kaninchen sind bis jetzt keine Rezidive aufgetreten. Man kann also nach diesen Versuchen mit 0,006 g pro Kilogramm ausgesprochene Keratitis zu dauernder Heilung bringen. Noch kleinere Dosen wurden nicht versucht. Niemals aber konnte ich bei meinen Versuchstieren so schnelle Heilung erzielen, wie Uhlenhuth bei seinem Heilversuch mit arsanylsaurem Quecksilber sie beschrieben hat. Selbst bei der größten Dosis war Trübung und Gefäßbildung nach einer Woche noch nicht ganz verschwunden und erst nach 2—3 Wochen wurde die Cornea ganz klar. Nur bei Kaninchen X und XI wurde die Cornea schon nach zwei Wochen wieder klar, aber in diesen beiden Fällen war zur Zeit der Behandlung auch die Keratitis noch nicht so weit vorgeschritten als bei den anderen Tieren.

Ich bin der Ansicht, daß die Kaninchenkeratitis jedenfalls kein sehr geeignetes Versuchsmaterial für die experimentelle Chemotherapie bildet, weil die häufige Spirillenprüfung sich bei dieser Krankheit nicht durchführen läßt, ohne daß wir der Cornea durch häufige Materialentnahme Schaden zufügen. Daher müssen wir die Heilwirkung ausschließlich nach dem Krankheitsbild beurteilen. Die Keratitis nimmt aber nicht immer fortschreitenden Verlauf, sondern es treten oft Remissionen ein (Kaninchen I und IV), manchmal auch spontane Heilung (Kaninchen V). Aus diesem Grunde habe ich die Heilversuche bei Keratitis nicht weiter verfolgt.

Der frühere Assistent der biologischen Abteilung, Herr Dr. Röhl, hat mich freundlichst bei meinen Versuchen über Augensyphilis an Kaninchen unterstützt, wofür ich ihm an dieser Stelle meinen Dank ausspreche.

## B. Versuche mit Dioxydiamidoarsenobenzol an Scrotumsyphilis bei Kaninchen.

Das Arbeiten mit Scrotumsyphilis hat vor der Keratitis den Vorzug, daß man hier auf das Vorhandensein von Spirochäten häufig untersuchen kann. Das geschieht einfach in der Weise, daß man mit einer sterilisierten Nadel in

den Schanker einsticht und etwas nachdrückt. Das hervorquellende
kleine Tröpfchen blutig-serösen Saftes wird auf dem gereinigten
Objektträger aufgefangen und mit einem Deckglase zugedeckt. In
diesem frischen Präparat kann man mit Hilfe von Dunkelfeldbeleuchtung die Spirochäten unter dem Mikroskop glatt nachweisen. — Erst wenn sich ein starker Schanker entwickelt
hatte und dauernd bestand, und wenn darin zahlreiche
Spirochäten nachweisbar waren, wurde der Heilversuch
unternommen. Nach der Behandlung mit dem Dioxydiamidoarsenobenzol wurde die Untersuchung auf Spirochäten noch so
lange fortgesetzt, bis — selbst bei sorgfältigster und genauester
Durchsuchung — keine Spirochäten mehr aufzufinden waren.
Dabei wurde der Verlauf der Erkrankung genau beobachtet und
notiert. Bevor ich die Protokolle der behandelten Tiere hier auf-
führe, möchte ich zunächst den Krankheitsverlauf bei den Kontrolltieren beschreiben.

### 1. Kontrollen.

I. 28. 6. 09.  Infiziert auf beiden Hoden.

21. 7. „  Links kleine Kruste mit Induration; rechts nur Induration.

27. 7. „  Beiderseits Krustenbildung mit Induration.

9. 8. „  Induration etwas stärker.

16. 8. „  Linkes Geschwür kleiner.

31. 8. „  Induration stärker.

1. 9. „  Massenhaft Spirochäten.

4. 9. „  Keine Veränderung.

8. 9. „  Sehr viel Spirillen.

13. 9. „  Keine bedeutende Veränderung.

4. 10. „  Links Geschwürsbildung stark vergrößert (2,5 cm),
rechts ebenfalls vergrößert.

5. 10. „  Linkes Geschwür zur weiteren Verimpfung heraus-
genommen. In diesem Schankergewebe wurden
massenhaft Spirochäten gefunden.

4. 11. „  Links Schnittwunde ganz geheilt, aber unter der
Hautnarbe bleibt ein kleines hartes Knötchen zurück. Rechts Infiltration etwas abgenommen, aber
noch viele Spirochäten. Durch Probepunktion wurden wenige Spirillen auch in beiden Hoden nachgewiesen.

24. 11. „  Das Tier wurde nach Berlin abgegeben und konnte
daher nicht weiter beobachtet werden.

II.  5. 10. 09.  Infiziert auf beiden Hoden.

13. 10.  „  Links bedeutende, rechts geringe Infiltration, etwas eiterig.

31. 10.  „  Auf beiden Seiten ganz kleine Geschwüre mit Krustenbildung.

10. 11.  „  Die Geschwüre haben etwas abgenommen.

1. 12.  „  Geschwüre ganz zugeheilt; nur links ist unter der Haut noch ein hartes verschiebbares Knötchen zurückgeblieben.

16. 12.  „  Links Knötchen größer; rechts kleines Knötchen neugebildet.

22. 12.  „  Beiderseits subcutane Induration viel größer.

30. 12.  „  Beiderseits Knötchen stark vergrößert (1,8 cm Durchmesser); die Haut zeigt Neigung zur Erosion.

13.  1. 10.  Beiderseits $1\frac{1}{2}$ cm große Schanker mit harter Induration, rechts ganz kleine Inguinaldrüsenanschwellung, viele Spirillen.

III. 30. 10. 09.  Infiziert auf beiden Hoden:

10. 11.  „  Links kleines Geschwür; rechts stecknadelkopfgroße Infiltration.

17. 11.  „  Gleicher Befund.

1. 12.  „  Auf beiden Seiten charakteristischer Schanker, ohne die geringste Eiterung. Viele Spirillen.

16. 12.  „  Die Schanker, besonders der linke, bedeutend vergrößert und verdickt.

22. 12.  „  Schanker auf beiden Seiten viel größer; links $2\frac{1}{2}$ cm groß, rechts etwas kleiner. Rechts ausgeschnitten für Weiterimpfung.

30. 12.  „  Rechts Schnittwunde noch nicht zugeheilt, aber gut abgetrocknet. Links stark zugenommen; 3 cm Durchmesser, 1,4 cm dick.

4.  1. 10.  Links Hodensack nekrotisiert, Schanker mit großem Hautstück abgefallen. Rechts fast zugeheilt.

7.  1. „  Links Hoden selbst auch nekrotisiert. Tunica vaginalis durchgebrochen und Darm ausgetreten. Starke Blutung. Das Tier getötet. In nekrotischem Hoden viele Spirochäten. In erbsengroßen geschwollenen Inguinaldrüsen aber keine Spirochäten.

IV. 30. 10. 09.  Infiziert auf beiden Hoden.

1. 12.  „  Noch keine Veränderung.

16. 12.  „  Beiderseits etwa bohnengroße harte Knötchen.

22. 12.  „  Beiderseits die subcutanen Indurationen noch größer, mit kolossal vielen Spirillen.

| | |
|---|---|
| 23. 12. 09. | Rechte Induration ausgeschnitten zur Weiterimpfung. |
| 30. 12. „ | Rechts Schnittwunde ganz trocken, links 1,8 cm große und 0,6 cm dicke Induration mit Hauterosion. |
| 7. 1. 10. | Rechts Narbe wieder sehr hart und dick angeschwollen, bedeckt mit dicker Kruste (Schanker). Links Schanker zwar größer als früher, aber etwas weicher und flacher. Beiderseits etwa erbsengroße harte Inguinaldrüsen fühlbar. |
| 13. 1. „ | Beiderseits 2,5 cm große Schanker mit harter und dicker Randinduration. Drüsen unverändert. |
| 21. 1. „ | Beiderseits Schanker noch weiter gewachsen, links aber etwas flacher. Rechts hart und dick (siehe Bildtafel Nr. II c). |
| 14. 2. „ | Beiderseits Induration stark zugenommen (etwa walnußgroß). Die Geschwüre unregelmäßig geformt mit etwas Eiterung. Inguinaldrüsen nicht mehr fühlbar. |
| 28. 2. „ | Beide Schanker etwas kleiner. Die Induration weicher und flacher. Eiterung stärker. |
| 8. 3. „ | Induration viel weicher und etwa auf die Hälfte verkleinert. Eiterung hält noch an. |
| 17. 3. „ | Rechts nur kleine Fistel, links Schanker mit großer Narbe verheilt. |
| 26. 3. „ | Links glatt, rechts wieder bohnengroßer Absceß. |
| 8. 4. „ | Rechts noch Absceß und bohnengroße Induration. |
| 22. 4. „ | Rechts noch zwei kleine Abscesse. |
| 24. 5. „ | Beinah geheilt. |
| 6. 6. „ | Ganz glatt geheilt. |

## 2. Behandelte Tiere.

| | |
|---|---|
| V. 20. 6. 09. | Infiziert auf beiden Hoden. |
| 21.7. „ | Beiderseits mit Kruste bedecktes Geschwür mit stark induriertem Rand. |
| 27. 7. „ | Geschwür zugenommen. |
| 2. 8. „ | Links Geschwür zum Teil excidiert; massenhaft Spirochäten. |
| 9. 8. „ | Links unregelmäßige Induration mit Kruste; Wunde fast geheilt. Rechts Geschwür von Markstückgröße. |
| 16. 8. „ | Links nur noch kleine Induration. |
| 31. 8. „ | Links ganz zugeheilt; rechts kreisrundes Geschwür, 2,4 cm Durchmesser, zahlreiche Spirochäten. Gewicht: 2150 g. Injektion: 0,04 g Dioxydi- |

amidoarsenobenzol pro Kilogramm Tier, intravenös.

| | | | |
|---|---|---|---|
| 1. | 9. | 09. | Ulcus etwas trockener, Rand weniger hart; keine Spirochäten mehr nachzuweisen. |
| 4. | 9. | ,, | Am Geschwürsrand keine Infiltration mehr; nur noch im Untergrunde etwas Induration zu fühlen. Kruste ganz trocken. |
| 8. | 9. | ,, | Kruste abgefallen; Spirillenbefund negativ. |
| 13. | 9. | ,, | Kruste fast ganz verschwunden, nur noch kleiner Schorf bleibt zurück. Narbe fühlbar. |
| 18. | 9. | ,, | Schorf abgefallen; nur ganz kleine Narbe. |
| 4. | 10. | ,, | Ganz glatt. |
| 30. | 12. | ,, | Befund wie oben. |
| VI. 28. | 6. | ,, | Infiziert auf beiden Hoden. |
| 21. | 7. | ,, | Auf beiden Seiten kleine Geschwüre mit induriertem Rand und Kruste. |
| 27. | 7. | ,, | Fast gleich. |
| 9. | 8. | ,, | Linkes Geschwür größer. |
| 16. | 8. | ,, | Linkes Geschwür feucht. |
| 31. | 8. | ,, | Beiderseits große Geschwüre mit induriertem Rand; rechtes Geschwür oval, 2 cm breit, 2,4 cm lang; linkes Geschwür rund, 2,1 cm Durchmesser; zahlreiche Spirochäten. (Tafel II d.) Gewicht: 2300 g. Injektion: 0,04 g pro Kilogramm Tier, intravenös. |
| 1. | 9. | ,, | Rand weicher; keine Spirochäten mehr nachweisbar. |
| 4. | 9. | ,, | Noch wenig Infiltration am Rand. |
| 8. | 9. | ,, | Kruste abfallend; Spirochätenbefund negativ. |
| 13. | 9. | ,, | Kruste abgefallen und neue dünne Kruste gebildet; Infiltration fast verschwunden. Narbenbildung. |
| 18. | 9. | ,, | Kein Schorf mehr; nur Narbe bleibt zurück. (Tafel II e.) |
| 4. | 10. | ,, | Narbe kaum noch sichtbar. |
| 30. | 12. | ,, | Ganz glatt. |
| VII. 2. | 8. | ,, | Infiziert auf beiden Hoden. |
| 16. | 8. | ,, | Links ganz kleines Geschwür mit Kruste; rechts nur kleine Pünktcheninfiltration. |
| 31. | 8. | ,, | Linkes Geschwür etwas größer; rechts fast verschwunden. |
| 2. | 9. | ,, | Wenig Spirochäten im linken Geschwür. |
| 14. | 9. | ,, | Geschwür größer; sklerotische Induration. |
| 18. | 9. | ,, | Viel Spirillen. |

20.  9. 09.  Linkes Geschwür 1¹/₂ cm im Durchmesser.
             Gewicht: 1920 g. Injektion: 0,03 g pro Kilo-
             gramm Tier, intravenös.
21.  9.  „   Geschwür etwas trockener. Keine Spirochäten.
 4. 10.  „   Infiltration ganz verschwunden; auf der Narbe hat
             sich ganz kleiner Schorf gebildet.
12. 10.  „   Ganz glatt abgeheilt.
30. 12.  „   Ganz glatt.
VIII. 22. 2. 10.  Infiziert auf beiden Hoden.
 8.  3.  „   Kleine harte Induration.
17.  3.  „   Rechts haselnuß-, links bohnengroße, harte Indu-
             ration.
26.  3.  „   Induration noch etwas größer.
 8.  4.  „   Beiderseits 2 cm große runde Induration.
22.  4.  „   Beiderseits 3,0×3,0×1,8 große Indurationen mit
             relativ kleinen Krusten. Induration sehr hart.
             Beiderseits bohnengroße Inguinaldrüsenanschwel-
             lungen.
 9.  5.  „   Rechts 4,0×4,0×2 cm großer Schanker, links 3,5
             ×3×1,5 cm großer Schanker mit dicker Kruste,
             kolossal zahlreiche Spirochäten.
10.  5.  „   Gewicht: 2200 g. Injektion: 0,025 pro Kilo-
             gramm Tier, intravenös. (Tafel III a.)
11.  5.  „   Induration etwas weicher, noch viele Spirochäten,
             aber alle ganz unbeweglich.
12.  5.  „   Induration bedeutend weicher und kleiner, Spiro-
             chäten, linksseitig negativ, rechts noch wenige un-
             bewegliche.
             Gewicht: 2150 g. Zweite Injektion: 0,01 pro
             Kilogramm Tier, intravenös.
13.  5.  „   Schanker immer kleiner, Spirillenbefund wie
             gestern.
14.  5.  „   Schankergröße rechts 3,4×3,2×1,0 cm, links 2,5
             ×3,0×1,0 cm, keine Spirillen mehr. (Tafel III b.)
16.  5.  „   Induration fast verschwunden, Kruste ganz trocken.
18.  5   „   Induration verschwunden, Kruste deckt die ganz
             flache granulierende Schicht. (Tafel III c.)
21.  5.  „   Gewebe stark zusammengezogen. Kruste im Ab-
             fallen begriffen.
23.  5.  „   Kruste abgefallen, es bildet sich aber neuer dünner
             Schorf auf dem vernarbenden Gewebe.
25.  5.  „   (Tafel III d.)
26.  5.  „   Nur erbsengroßer Schorf.

|  |  |  |
|---|---|---|
| 31. 5. | ,, | Nadelkopfgroßer Schorf. |
| 1. 6. | ,, | (Tafel III e.) |
| 3. 6. | 10. | Nadelkopfgroße Narben, kein Schorf mehr. |
| 6. 6. | ,, | Narben ziehen sich immer mehr zusammen. |
| 7. 6. | ,, | (Tafel III f.) |
| 13. 6. | ,, | Narben etwas glatter. |
| 24. 6. | ,, | Haut fast glatt. |
| 2. 7. | ,, | Ganz glatt. |
| IX. 5. 10. | 09. | Infiziert auf beiden Hoden. |
| 13. 10. | ,, | Kleine Infiltration auf beiden Seiten. |
| 31. 10. | ,, | Auf beiden Seiten sklerotische Geschwüre mit Krusten; keine Eiterung. |
| 4. 11. | ,, | Links sehr viel Spirillen; rechts weniger. |
| 6. 11. | ,, | Links Geschwür ausgeschnitten zur Weiterimpfung. Zahlreiche Spirillen. |
| 10. 11. | ,, | Links Wunde wieder sehr hart infiltriert und mit Kruste bedeckt; rechts unverändert. |
| 17. 11. | ,, | Links beinahe zugeheilt. |
| 28. 11. | ,, | Hühnereigroßer Absceß auf der Brust. |
| 1. 12. | ,, | Links ganz geheilt. Rechts Zweimarkstückgroßer Schanker; Infiltration sehr hart. Schanker mit Hoden zusammengewachsen. |
| 3. 12. | ,, | Brustabsceß aufgebrochen. Eiter sehr dick, käsig (Brustseuche?). |
| 4. 12. | ,, | Geschwür unverändert; mit sehr viel Spirillen. (Tafel IV a.) Gewicht: 2200 g. Injektion: 0,025 g pro Kilogramm Tier, intravenös. |
| 5. 12. | ,, | Noch keine sichtbare Veränderung; Spirillen sehr wenig und unbeweglich. |
| 6. 12. | ,, | Schanker etwas weicher; keine Spirillen mehr nachweisbar. |
| 7. 12. | ,, | Infiltration bedeutend zurückgegangen und Kruste etwas trockener. Brustwunde zugeheilt. |
| 10. 12. | ,, | Schanker immer kleiner und ganz trocken. |
| 12. 12. | ,, | (Tafel IV b.) |
| 15. 12. | ,, | Schanker noch kleiner; die Kruste ist abgefallen und neuer dünner Schorf hat sich gebildet. Keine Spirillen. |
| 20. 12. | ,, | Noch kleiner trockener Schorf auf granulierender Fläche; keine entzündliche Infiltration mehr. (Tafel IV c.) |
| 23. 12. | ,, | Narbe immer kleiner, mit kleinem Schorf. |
| 28. 12. | ,, | Fast gleich. (Tafel IV d.) |

3. 1. 10. Noch kleines Schörfchen.

7. 1. ,, Immer noch gleich, genaue Untersuchung auf Spirochäten hat negatives Resultat ergeben.

13. 1. ,, Unverändert.

21. 1. ,, Kein Schorf mehr, ganz glatt geheilt, nur kleine Narbe. (Tafel IV e.)

14. 2.—18. 4. Ganz glatt.

X. 2. 8. 09. Infiziert auf beiden Hoden.

16. 8. ,, Beiderseits kleine Abscesse mit Krustenbildung.

31. 8. ,, Fast gleich, aber Infiltration etwas zugenommen.

2. 9. ,, Wenig Spirillen.

14. 9. ,, Beiderseits Geschwür noch größer und Infiltration hart.

18. 9. ,, Sehr viel Spirillen.

20. 9. ,, **Gewicht: 2400 g. Injektion: 0,015 g pro Kilogramm Tier, intravenös.**

21. 9. ,, Frei von Spirillen.

22. 9. ,, Infiltration etwas abgenommen.

4. 10. ,, Linkes Geschwür ganz zugeheilt; rechtes Geschwür von unregelmäßiger Form, mit Eiter und dicker Borke; aber keine Spirillen.

12. 10. ,, Links ganz geheilt; rechts noch ganz dünne, trockene Kruste.

18. 10. ,, Auf beiden Seiten ganz glatt geheilt; nur noch kleine Narbe fühlbar.

10. 11. ,, **An Peritonitis** †.

XI. 30. 10. 09. Infiziert auf beiden Hoden.

10. 11. ,, Beiderseits kleine Infiltration mit dünner Kruste.

17. 11. ,, Fast gleich. — Die Kruste ist kleiner geworden.

1. 12. ,, Rechts noch kleine Infiltration; links großer Schanker mit viel Spirillen.

16. 12. ,, Beiderseits großer Schanker mit viel Spirillen (2 cm Durchmesser).
**Gewicht: 2360 g. Injektion: 0,015 g pro Kilogramm Tier, intravenös.**

17. 12. ,, Schanker etwas trockener; keine Spirillen.

18. 12. ,, Induration viel weicher; keine Spirillen.

19. 12. ,, Rechts nekrotisch-eiterige Gewebe abgestoßen. Links Geschwür viel weicher und kleiner. Auf beiden Seiten Spirillenbefund negativ.

24. 12. ,, Rechts noch etwas Eiterung, aber die ganze Induration sehr zurückgegangen; links nur noch Linsengröße.

| | |
|---|---|
| 30. 12. 09. | Links ganz geheilt und kleine Narbe; rechts ein kleiner Absceß und Schorf. |
| 3. 1. 10. | Links glatt; rechts pünktchengroße Pustel, noch ganz kleiner Schorf. |
| 7. 1. ,, | Beiderseits ganz glatt geheilt, keine Pustel mehr. |
| 13. 1. ,, | Nur kleine Narbe. |
| 14. 2.—17. 3. | Ganz glatt. |
| XII. 6. 11. 09. | Infiziert auf linkem Hoden. |
| 13. 11. ,, | Stückchen bleibt unter der Haut; noch keine Infiltration. |
| 20. 11. ,, | Erbsengroßes Infiltrat mit ganz kleiner Kruste. |
| 1. 12. ,, | Bohnengroßer, charakteristischer Schanker mit viel Spirillen. |
| 16. 12. ,, | Schanker 2 cm im Durchmesser. Infiltration sehr dick (2 cm); sehr viel Spirillen. Gewicht: 2040 g. Injektion: 0,01 g pro Kilogramm Tier, intravenös. |
| 17. 12. ,, | Schanker etwas trockener; die Induration hat sich scheibenförmig in zwei Teile gespalten, eine oberflächlich und eine tiefer gelegene, die sich sehr leicht verschieben lassen. Sehr wenig kurze, zerrissene, unbewegliche Spirillen. |
| 18. 12. ,, | Die beiden scheibenförmigen Teile haben sich ganz gelockert und voneinander getrennt. Induration viel weicher; noch sehr wenig Spirillen. (Die Spirillen bewegen sich sehr schwach, ob es sich aber um eigene Bewegungen oder nur um Molekularbewegungen handelt, ist sehr schwer zu entscheiden.) |
| 20. 12. ,, | Beide Indurationen viel weicher und kleiner. Kruste ganz trocken; keine Spirillen mehr. |
| 24. 12. ,, | Kruste ganz trocken; neigt abzufallen. Geschwür viel kleiner ($^2/_3$ cm); tiefere Induration etwa linsengroß. |
| 30. 12. ,, | Tiefere Induration gleich groß; Schanker fast zugeheilt; noch pünktchengroßer Schorf. |
| 3. 1. 10. | Kein Schorf mehr; die Narbe ist ganz glatt; subcutan noch stecknadelkopfgroßes Knötchen fühlbar. |
| 8. 1. ,, | Knötchen nicht mehr fühlbar. |
| 13. 1. ,, | Ganz glatt. |
| 14. 2. ,, | Ganz glatt. |
| XIII. 6. 11. 09. | Infiziert auf linkem Hoden. |
| 13. 11. ,, | Kleiner Absceß. |
| 20. 11. ,, | Ganz gleich. |

1. 12. 09. Kleiner Schanker mit dünner Kruste und etwas Eiterung; viel Spirillen.

16. 12. „ 1¹/₂ cm großer Schanker, noch etwas eiterig; viel Spirillen.
Gewicht: 1880 g. Injektion: 0,0075 g pro Kilogramm Tier, intravenös.

17. 12. „ Nicht wesentlich verändert; wenige unbewegliche Spirillen.

18. 12. „ Induration weicher; noch wenig Spirillen (schwach beweglich?).

20. 12. „ Keine Spirillen mehr.

24. 12. „ Schanker kleiner (²/₃ cm) ganz weich; Geschwür etwas eiterig.

30. 12. „ Fast ganz geheilt; noch ein kleiner Schorf bleibt zurück; keine Eiterung mehr.

3. 1. 10. Ganz glatt geheilt.

13. 1. „ Ganz glatt.

14. 2. „ Ganz glatt.

XIV. 24. 1. 10. Infiziert auf beiden Hoden.

5. 2. „ Rechts kleiner Absceß, links subcutane Induration.

17. 2. „ Beiderseits etwa 1 cm große Schanker; rechts dünne, links dicke Induration.

28. 2. „ Fast unverändert.

4. 3. „ Rechts $0,8 \times 0,8 \times 0,4$ cm; links $1,2 \times 1,0 \times 0,6$ cm große Schanker mit viel Spirillen.
Gewicht: 2930 g. Injektion: 0,0075 g pro Kilogramm Tier, intravenös.

5. 3. „ Noch keine sichtbare Veränderung, links wenige unbewegliche, rechts sehr wenige, aber noch bewegliche Spirillen.

6. 3. „ Nicht wesentlich verändert, keine Spirillen mehr.

7. 3. „ Beide Schanker ganz trocken und viel dünner, keine Spirillen.

9. 3. „ Induration ganz dünn und weich, Kruste wird bald abfallen.

12. 3. „ Keine Kruste, kein Schorf mehr; nur kleine Narbe.

16. 3. „ Ganz glatt geheilt.

8. 4. „ Ganz glatt.

25. 4. „ Ganz glatt.

XV. 24. 1. 10. Infiziert auf beiden Hoden.

5. 2. „ Rechts kleines Geschwür, links Absceß.

17. 2. „ Beiderseits etwa 1 cm große Schanker mit starker Induration.

28. 2. 10.   Beiderseits 1,2 cm große Schanker, die auch an Dicke zugenommen haben.

 4. 3.  ,,   Beiderseits 1,2 × 1,2 × 0,6 cm große Schanker mit dicker Kruste, zahlreiche Spirochäten.
Gewicht: 2880 g. Injektion: 0,005 pro Kilogramm Tier, intravenös.

 5. 3.  ,,   Noch keine Veränderung, rechts keine, links sehr wenige, aber noch bewegliche Spirillen.

 6. 3.  ,,   Schanker unverändert, aber keine Spirillen mehr.

 7. 3.  ,,   Rechts Kruste trocken, Induration bedeutend dünner, links auch kleiner, keine Spirillen.

 9. 3.  ,,   Immer trockener und dünner.

12. 3.  ,,   Beiderseits Kruste abgefallen; keine Induration mehr, nur kleine Schorfe.

16. 3.  ,,   Glatt geheilt.

26. 3.  ,,   Glatt.

 8. 4.  ,,   † (akute Enteritis).

XVI. 24. 1. 10.   Infiziert auf beiden Hoden.

 5. 2.  ,,   Beiderseits Abscesse.

17. 2.  ,,   Beiderseits etwa 1,5 cm große Schanker mit harter und dicker Randinfiltration.

25. 2.  ,,   Beiderseits 2 cm große harte dicke Schanker. Links Schanker mit Hoden ausgeschnitten.

28. 2.  ,,   Rechts 2,5 × 2 × 1 cm großer Schanker. Links Wunde trocken.

17. 3.  ,,   Links ganz geheilt. Rechts Schanker viel breiter, aber etwas dünner, Hoden angeschwollen und mit Schanker verwachsen (Hodensyphilis).

26. 3.  ,,   Rechts Induration sehr groß, mit geschwollenem Hoden zusammengewachsen, bildet mit ihm eine hühnereigroße (4,5 × 2,8 × 1,6 cm) Geschwulst. Links wieder eine harte Induration unter der Haut.

30. 3.  ,,   Rechts ganze Geschwulst 4,8 × 2,8 × 1,7 cm groß. Links 1,2 cm große subcutane Induration. Im Schanker zahlreiche Spirochäten, in der linken Induration keine Spirillen, sondern nur Kokken gefunden.
Gewicht: 1640 g. Injektion: 0,005 g pro Kilogramm Tier, intravenös.

31. 3.  ,,   Noch keine Veränderung, noch viel bewegliche Spirillen.

 1. 4.  ,,   Schanker etwas weicher und Kruste trocken. Spirillen weniger, aber alle noch beweglich.

2. 4. 10.   Schanker ganz weich, Induration kleiner, keine Spirillen mehr.

3. 4. ,,   Schankerinduration noch weicher und kleiner, keine Spirillen.

5. 4. ,,   Dicke Kruste abgefallen, eine neue dünnere hat sich gebildet. Induration dünner. Hodenanschwellung jedoch fast unverändert.

8. 4. ,,   Schankerinduration verschwunden; dünne Kruste auf vernarbendem Gewebe. Hodenanschwellung auch viel weicher und etwas kleiner.

11. 4. ,,   Geschwür immer kleiner. Ganze Hodenanschwellung ist noch etwa taubeneigroß.

18. 4. ,,   Geschwür fast zugeheilt, aber Hodenanschwellung fast unverändert, und wieder zahlreiche Spirochäten im Gewebssaft. Also Rezidiv.

XVII. 24. 1. 10.   Infiziert auf beiden Hoden.

5. 2. ,,   Beiderseits kleine Abscesse.

17. 2. ,,   Beiderseits kleine Abscesse mit dünnen Krusten.

28. 2. ,,   Keine Eiterung mehr. Beiderseits 0,5 cm große Induration mit dünner Kruste.

17. 3. ,,   Unverändert.

26. 3. ,,   Rechts $1,2 \times 1,0$ cm, links $1,0 \times 1,0$ cm großer harter Schanker mit relativ kleiner Kruste.

30. 3. ,,   Beiderseits $1,5 \times 1,2 \times 0,7$ cm großer Schanker, beide Inguinaldrüsen bohnengroß angeschwollen. Sehr zahlreiche Spirochäten im Schanker.
Gewicht: 2260 g. Injektion: 0,004 g pro Kilogramm Tier, intravenös.

31. 3. ,,   Noch keine Veränderung. Zahlreiche bewegliche Spirillen.

1. 4. ,,   Noch ziemlich gleich; noch viele bewegliche Spirillen.

2. 4. ,,   Induration dünner und weicher; noch viele Spirillen, aber etwas weniger wie gestern.

3. 4. ,,   Induration noch weicher. Links noch viel, rechts nur wenige Spirillen, alle beweglich.

5. 4. ,,   Unverändert.

8. 4. ,,   Schanker rechts etwas flacher und Kruste abgefallen, links unverändert. Spirillen: rechts sehr wenig, links sehr viel.

11. 4. ,,   Schanker wieder etwas dicker, Kruste wieder gebildet. Beiderseits wieder viel Spirillen.

18. 4. ,,   Schanker noch dicker, viel Spirillen.

XVIII—XIX wurden mit noch kleineren Dosen (0,003 und 0,002 g pro Kilogramm) behandelt. Spirillen waren einmal etwas vermindert, später aber wieder vermehrt. Der Schanker blieb fast unverändert.

Aus diesen Versuchen geht also hervor, daß, wenn man eine genügende Dosis injiziert, man mit einer einzigen Injektion die Spirillen vollständig und sofort vernichten kann, so daß der Schanker in einer Zeit von 2—3 Wochen glatt zur Heilung gelangt. Bei der Dose von 0,015 waren bei zwei damit behandelten Tieren die Spirillen schon am nächsten Tage verschwunden, bei der Dose von 0,01 bis 0,005 waren die Spirillen noch zwei Tage in ganz geringer Zahl vorhanden, eine noch geringere Dosis (0,004—0,002) verminderte zwar in einem Versuch die Spirillen, brachte sie aber nie zu völligem Verschwinden. Entsprechend war auch die Wirkung dieser Dosen auf das klinische Bild des Schankers, dessen Ausdehnung etwas abnahm, der aber nicht geheilt wurde. Bei Kaninchen IX, das mit 0,025 behandelt war, waren die Spirillen noch einen Tag nach der Behandlung nachzuweisen; aber bei diesem Tier war der Schanker enorm groß und mit Eiterung kompliziert gewesen; außerdem hatte dieses Tier noch eine andere Krankheit (Brustseuche?). Die Vernarbung dauert gewöhnlich 2—3 Wochen, das hängt natürlich von der Größe des Schankers und dem Vorhandensein von Eiterung ab, aus welchem Grunde auch bei Kaninchen IX die Vernarbung so lange Zeit in Anspruch nahm. Daher ist bei dem Studium der Wirkung eines Heilmittels das Verschwinden der Spirillen ein weit sichereres Merkmal für die Heilung als die Zeit, die das vollständige Abheilen in Anspruch nimmt. Die Grenze der sofort sterilisierenden Dosis liegt also zwischen 0,015 und 0,01 pro Kilogramm. Da die ertragene Dose bei intravenöser Anwendung 0,1 pro Kilogramm ist, ist das Verhältnis $\dfrac{C}{T}\,\dfrac{1}{7} - \dfrac{1}{10}$. Bei den bisherigen Versuchen kamen bei den mit diesen Dosen behandelten Tieren keine Rezidive vor, auch bei solchen Tieren nicht, die mit kleineren Dosen (bis 0,0075) behandelt und bei denen noch einige Tage nach der Behandlung die Spirochäten nachweisbar waren. Es ist also, wie Kaninchen XIII—XV zeigen, sehr wohl möglich, praktisch Heileffekte zu erzielen mit Dosen, die keineswegs sofort alle Spirochäten vernichten. Die unterste

Grenze der Dosis, welche binnen wenigen Tagen die Spirillen vernichtet und endlich noch definitive Heilung erzielen kann, ist 0,005.

Wenn aber die syphilitische Veränderung ausnahmsweise ausgedehnt ist (XVI), so genügt diese Dose nicht mehr und es kommt zu einem Rezidiv.

Außer dem Dioxydiamidoarsenobenzol wurden noch andere Substanzen auf ihre Heilwirkung bei Scrotumsyphilis des Kaninchens untersucht, von denen ich nur kurz die wichtigsten erwähnen werde.

## C. Versuche mit Arsenophenylglycin.

Wenn ich das ganze Resultat dieser Versuche in tabellarischer Form zusammenstelle, so gestaltet es sich wie Tabelle XXXIII.

Wie bei den Heilversuchen der Hühnerspirillose, wirkt auch hier das Arsenophenylglycin viel langsamer als das Dioxydiamidoarsenobenzol. Bei den relativ großen Dosen (0,05—0,1 pro Kilogramm) waren die Spirochäten am nächsten Tage zwar unbeweglich geworden, verschwanden aber erst nach mehreren Tagen. Sofortige Vernichtung der Parasiten konnte ich nur mit einer größten Dose von 0,15 pro Kilogramm erzielen. Bei einer kleineren Dose von 0,03 verloren sie wohl ihre Beweglichkeit nach 3 Tagen, verschwanden aber bei einem Fall erst nach 13 Tagen. Trotz solch langsamer Sterilisierung wurde die Krankheit bei einem Tier doch schließlich zur Heilung gebracht.

Jedenfalls aber steht die Heilwirkung des Arsenophenylglycins der des Dioxydiamidoarsenobenzols ziemlich weit nach.

## D. Versuche mit Amidophenolarsenoxyd.

Ganz im Gegensatz zum Arsenophenylglycin entfaltet diese Substanz sehr rasch ihre Wirkung, die freilich nur von kurzer Dauer ist. Bei kleineren Dosen kann daher ein Rezidiv rasch auftreten (Tabelle XXXIV).

Eine Dose von 0,003 pro Kilogramm war imstande, die Spirochäten sofort zu vernichten und auch dauernde Heilung zu erzielen. So stark wirksam diese Substanz ist, so giftig ist sie auch. Deswegen ist das Verhalten der Dosis curativa zur Dosis tolerata:

$$\frac{C}{T} = \frac{0,003}{0,015} = \frac{1}{5},$$

## Tabelle XXXIII. Resultat der Heilversuche bei Scrotumsyphilis mit Arsenophenylglycin.

| Kaninchen Nr. | Krankheitszustand und Spirochätenbefund zur Zeit der Behandlung | Behandlung: einmalige intravenöse Injektion Dose pro kg | Nach der Behandlung | | | |
|---|---|---|---|---|---|---|
| | | | Spirochätenbefund am nächsten Tage | Spirochätenbefund am zweiten Tage | Spirochäten verschwanden binnen | Vollständig geheilt nach |
| 1 | Rechts 2,4 cm, links 1,8 cm großer Schanker mit zahlreichen Spirochäten | 0,15 | Keine Spirochäten | Keine Spirochäten | 1 Tag | tot 8 Tage nach der Behandlung |
| 2 | Beiderseits 3 cm großer Schanker mit vielen Spirochäten | 0,13 | Sehr wenige unbewegliche Spirochäten | Keine mehr | 2 Tagen | 22 Tagen |
| 3 | Rechts 2,2 cm, links 1,7 cm großer Schanker mit zahlreichen Spirochäten | 0,1 | Wenige unbewegliche Spirochäten | Keine mehr | 2 Tagen | 21 Tagen |
| 4 | Rechts 2,5 cm großer Schanker mit zahlreichen Spirochäten | 0,075 | Viele Spirochäten, aber alle unbeweglich | Sehr wenige unbewegliche Spirochäten | 4 Tagen | 21 Tagen |
| 5 | Links 2 cm großer Schanker mit zahlreichen Spirochäten | 0,05 | Noch ziemlich viele Spirochäten, aber alle unbeweglich | Wenige unbewegliche Spirochäten | 8 Tagen | 26 Tagen |
| 6 | Beiderseits 1,6 cm großer Schanker mit zahlreichen Spirochäten | 0,05 | Wenige unbewegliche Spirochäten | Sehr wenige unbewegliche Spirochäten | 3 Tagen | 24 Tagen |
| 7 | Links 1,5 cm großer Schanker mit zahlreichen Spirochäten | 0,03 | Wenige Spirochäten, meist gut beweglich | Wenige Spirochäten, noch beweglich | 5 Tagen | Am 34. Tage einmal geheilt; aber Recidiv kam am 45. Tage |
| 8 | Beiderseits 1,5 cm große Induration mit zahlreichen Spirochäten | 0,03 | Ziemlich viele Spirochäten, davon einige noch beweglich | Wenige bewegliche Spirochäten | 13 Tagen | 28 Tagen |

**Tabelle XXXIV.** Resultat der Heilversuche bei Scrotumsyphilis mit Amidophenolarsenoxyd.

| Kaninchen Nr. | Krankheitszustand und Spirochätenbefund zur Zeit der Behandlung | Behandlung: einmalige intravenöse Injektion. Dose pro kg | Nach der Behandlung | | | |
|---|---|---|---|---|---|---|
| | | | Spirochätenbefund am nächsten Tage | Spirochätenbefund am 2. Tage | Spirochäten verschwanden binnen | Vollständig geheilt nach |
| 1 | Rechts 3 cm, links 2,5 cm großer Schanker mit zahlreichen Spirochäten | 0,004 | Keine Spirillen | Keine Spirochäten | 1 Tage | Nach 16 Tagen Schanker geheilt, aber tot an Brustseuche |
| 2 | Rechts 2 cm großer Schanker mit zahlreichen Spirochäten | 0,003 | Keine Spirochäten | Keine Spirochäten | 1 Tage | 16 Tagen |
| 3 | Rechts 1,5 cm, links 1,2 cm großer Schanker mit zahlreichen Spirochäten | 0,002 | Wenige unbewegliche Spirochäten | Noch sehr wenige Spirochäten | 4 Tagen | Am 20. Tage fast geheilt; aber Rezidiv kam am 46. Tage |
| 4 | Beiderseits 1,5 cm großer Schanker mit zahlreichen Spirochäten | 0,0015 | Wenige Spirochäten, aber alle beweglich | Sehr wenige bewegliche Spirochäten | 3 Tagen | Am 19. Tage beinah geheilt; Rezidiv am 26. Tage |

noch ungünstiger als bei dem Dioxydiamidoarsenobenzol. Dies
deckt sich ganz mit den Resultaten, die bei Hühnerspirillose beobachtet wurden.

Die Heilversuche, welche noch mit anderen Substanzen angestellt wurden, will ich vorläufig noch nicht erwähnen.

Unter den bisher untersuchten Mitteln habe ich mit dem
Dioxydiamidoarsenobenzol bei allen Heilversuchen der drei Spirillenerkrankungen immer das günstigste Resultat gefunden.

## Schluß.

Wie aus den Reagenzglas- und Tierversuchen zu ersehen ist,
besitzen die Spirochäten offenbar eine ganze Reihe verschiedener
Chemoceptoren. In der Chemotherapie kommen aber nur diejenigen Receptoren in Betracht, deren Avidität zu den entsprechenden Atomgruppen der Chemikalien erheblich stärker ist als die der
gleichen Receptoren des Wirtsorganismus. Von diesem Standpunkt
aus betrachtet sind bei den Spirochäten, soweit die bisherigen
Versuche ein Urteil gestatten, als besonders wichtig 1. der Arsenoceptor und 2. der Oxyamidoceptor anzusehen, denen der Halo-
genoceptor noch hinzutreten würde.

Es ist natürlich nicht ausgeschlossen, daß durch weitere Versuche noch andere wichtige Chemoceptoren bei den einzelnen
Spirochätenarten gefunden werden können.

Wie mir scheint, geht aus meinen bisherigen Versuchen hervor,
daß wir in dem Dioxydiamidoarsenobenzol ein Mittel in der Hand
haben, mit dessen Hilfe es gelingt, die beiden in den Spirochäten
vorhandenen Receptoren so anzugreifen, daß die Parasiten im
Tierkörper, ohne Gefahr für diesen, leicht vernichtet werden, d. h.
die mit Spirochäten infizierten Tiere glatt zu heilen. Ich bin mir
sehr wohl bewußt, daß damit die Wirksamkeit des Mittels am
Krankenbett zunächst noch keineswegs sichergestellt ist. Das aber
kann man schon jetzt sagen, daß die bisherigen Versuche immerhin
wichtige Fingerzeige ergeben für die Wege, auf denen man zu einer
wirklich wirksamen spezifischen Therapie der Spirochätenkrank-
heiten gelangen kann.

Herrn Geh. Obermedizinalrat Prof. Dr. P. Ehrlich bin ich
für die Anregung zu meiner Arbeit und die weitgehende Unterstützung bei Anfertigung derselben zu besonderem Danke verpflichtet.

# Literaturverzeichnis.


1. J. Glaubermann, Berl. klin. Wochenschr. 1907, S. 1143.
2. A. Breinl und A. Kinghorn, Memoir XXI, the Liverpool school of tropical medicine, 1906, p. 1.
3. J. Iversen, Münch. med. Wochenschr. 1909, S. 1785.
4. Uhlenhuth und Manteufel, Zeitschr. f. Immun. u. experim. Ther., I, Heft 1.
5. Manteufel, Arbeiten aus d. Kaiserl. Gesundheitsamte XXIX, Heft 2.
6. J. J. Vassel, Compt. rend. de la Soc. de Biol. LXII, 414, 1907.
7. C. Fränkel, Berl. klin. Wochenschr. 1907, S. 682.
8. Choksy, Lecture before the Bombay medical Congress, 1909.
9. P. Ehrlich, Zeitschr. f. ärztliche Fortbildung 1909, S. 721.
10. C. Levaditi und J. M. Mc Intosh, Compt. rend de la Soc. de Biol. LXII, 1090, 1907.
11. Uhlenhuth und Groß, Arbeiten aus d. Kaiserl. Gesundheitsamte XXVII, 231.
12. E. Metschnikoff, Annales de l'inst. Pasteur XXI, 753, 1907.
13. P. Salmon, Compt. rend de la Soc. de Biol. LXII, 483 u. 581, 1907.
14. — Annales de l'inst. Pasteur XXII, 66, 1908.
15. P. Uhlenhuth, E. Hoffmann und O. Weidanz, Deutsche med. Wochenschrift 1907, S. 1590.
16. Uhlenhuth und Weidanz, Deutsche med. Wochenschr. 1908, Nr. 20.
17. C. Levaditi et J. Yamanouchi, Compt. rend. de la Soc. de Biol. I, 911, 1908.
18. Uhlenhuth, Hoffmann und Roscher, Deutsche med. Wochenschr. 1907, S. 873.
19. H. Hallopeau, Bulletin Acad. d. med. LVIII, 61, 1907.
20. E. Lesser, Deutsche med. Wochenschr. 1907, S. 1076, 1313 u. 1559.
21. O. Lassar, Berl. klin. Wochenschr. 1907, S. 684.
22. M. von Zeissl, Wiener med. Presse 1907, Nr. 24.
23. A. Neisser, Deutsche med. Wochenschr. 1908, S. 1500.
24. J. Zwange, Inaug. Diss., Halle a. S. 1908.
25. Mickley, Deutsche med. Wochenschr. 1909, S. 1785.
26. K. Alt, Münch. med. Wochenschr. 1909, S. 1457.
27. Ph. Fischer und J. Hoppe, Münch. med. Wochenschr. 1905, S. 1459.
28. M. Truffi, Centralbl. f. Bakt. I. Abt. Bd. 48, S. 597.
29. — Bolletino della Soc. Medico-chirurgica di Pavia (Seduta 7. Mag 1909).
30. — Centralbl. f. Bakt. I. Abt. Bd. 52, S. 555.
31. D. Mezincescu, Deutsche med. Wochenschr. 1909, S. 1188.
32. Uhlenhuth und Mulzer, Arbeiten aus d. Kaiserl. Gesundheitsamte, XXXIII, Heft 1.
33. Uhlenhuth und Mulzer, Deutsche med. Wochenschrift 1910, S. 1262.

Aus „The Laboratories of the Rockefeller Institute for Medical Research
New York".

# Vorläufige Mitteilung über die Wirkung der Ehrlichschen Substanz „606" auf Spirochaeta pertenuis im Tierkörper.

Von

**Henry J. Nichols,** Captain im Medical Corps, U. S. Army.

(Hierzu Tafel V.)

Die gewöhnliche Behandlung der Frambösie mit Jodkalium oder Quecksilber ist so umständlich, daß die ermutigenden Resultate, welche bei der Behandlung anderer durch Spirochäten verursachten Krankheiten, nämlich der Syphilis, des Rückfallfiebers und der Hühnerspirillose, durch eine einzige Injektion der Ehrlichschen Substanz „606" erzielt wurden, dazu führen, sein Prinzip der „Therapia sterilisans magna" auch auf die Frambösie anzuwenden.

Für die Einführung eines neuen Mittels in die menschliche Therapie ist es natürlich aus verschiedenen Gründen sehr wichtig, dasselbe zunächst nach Möglichkeit auf seine Wirkung im Tierkörper zu untersuchen. Bis jetzt ist der Affe das einzige Versuchstier gewesen, welches mit dem Virus der Frambösie infiziert werden konnte. Die verschiedenen Spezies der Affen sind von Castellani in Ceylon, von Ashburn und Craig in den Philippinen, und von Neisser, Halberstädter und Bauermann in Java mit Erfolg geimpft worden. Als das Resultat der Inokulation wird eine unzweifelhafte Erkrankung hervorgerufen, aber diese Reaktion ist anscheinend eine mehr oberflächliche, da die Komplementbindungsreaktion erst spät und schwach eintritt und die Spirochäten in geringer Zahl erscheinen.

Neuerdings gelang es mir nun, Kaninchen mit den Spirochäten der Frambösie zu infizieren, indem ich das Virus in die Hoden einimpfte. Die auf diese Weise hervorgerufene Erkrankung bildet ein ausgezeichnetes Material für den Heilversuch, weil die Spirochäten in unzähliger Menge und in Reinkultur vorhanden sind, die Serumreaktion schnell und in starkem Maße eintritt, und das Organ leicht excidiert und untersucht werden kann. Außerdem sind die Kaninchen viel leichter zu erhalten und zu behandeln als die Affen.

Die Spirochäten zu meinen Versuchen stammen von einem von den Philippinen zurückgekehrten farbigen Soldaten, der an einem ganz charakteristischen Fall von Frambösie dreimal mit allgemeinen Eruptionen litt[1]).

Zuerst wurde ein Affe an der Augenbraue infiziert und dann das Virus der Frambösie dieses Affen auf Kaninchenhoden übergetragen. Drei Kaninchen der ersten Generation erhielten die Infektion nach einer Inkubation von durchschnittlich 41 Tagen, dann wurde die weitere Überimpfung von Kaninchen zu Kaninchen fortgesetzt. So habe ich jetzt die siebente Generation Kaninchen, und die Inkubationsperiode ist auf etwa 12 Tage verkürzt. Ein ausführlicher Bericht hierüber wird demnächst in „the Journal of Experimental Medicine" erscheinen.

Die pathologische Veränderung scheint, von dem Syphilom des Kaninchenhodens nur in ihrem Grade sich zu unterscheiden, sie besteht in einem ödematösen Tumor in den Hoden oder Nebenhoden, in der Größe einer Bohne bis zur Größe einer Olive. Durch die Punktion mit einer Capillarpipette und die mikroskopische Untersuchung eines Tropfens des gewonnenen Serums unter Dunkelfeldbeleuchtung gewinnt man ein ausgezeichnetes Bild. Die nach Levaditi gefärbten Schnittpräparate sind ebenso auffallend. Die Erkrankung dauert 4—6 Wochen und die Wassermannsche Reaktion tritt in der ersten oder zweiten Woche nach der Erkrankung ein. Das Allgemeinbefinden der Tiere leidet nicht erheblich.

Ehrlichs „606" ist Dichlorhydrat des Dioxydiamidoarsenobenzols, ein goldgelbes Pulver in Vakuumröhrchen eingeschmolzen, bei jeder Injektion muß eine frische Lösung in Form von Natriumsalz hergestellt werden[2]).

---

[1]) Nichols, Proc. of the New-York Patholog. Soc. 1910 **X** 122.

[2]) Geheimrat Professor Ehrlich hat kürzlich dem Rockefeller Institut zu Syphilisversuchen von dieser Substanz gesandt.

Die folgenden Versuche wurden angestellt, um die Wirkung dieser Substanz auf die mit den Spirochäten der Frambösie geimpften Tiere festzustellen.

**Kaninchen 1.** 1. IV. 1910. Infiziert im linken Hoden aus dem Kaninchen C (erste Generation). — 6. V. (36 Tage) Knötchen fühlbar, Spirochäte vorhanden. — 7. V. Spirochäte positiv. — 9. V. Olivengroßer Knoten, Serumreaktion negativ, Behandlung; 606, 0,0045 g pro Kilogramm intravenös. — 10. V. Spirochäte nicht gefunden. — 12. V. Knötchen nicht mehr fühlbar. — 21. V. Knötchen nicht zu fühlen. — 3. VI. Kein Knötchen. — 16. VI. Hoden exstirpiert, keine Veränderung, keine Spirochäten, Serumreaktion negativ.

**Kaninchen 15.** 31. III. 1910. Infiziert im rechten Hoden aus dem Kaninchen 7 (zweite Generation). — 7. V. (37 Tage) Knötchen fühlbar, Spirochäte vorhanden. — 9. V. Behandlung wie oben intravenös; Serumreaktion negativ, Knoten olivengroß. — 10. V. Spirochäte nicht vorhanden. — 12. V. Knoten bohnengroß. — 18. V. Knoten nicht mehr fühlbar. — 28. V. Tot, keine Veränderung im Hoden.

**Kaninchen 17.** 14. IV. 1910. Infiziert im linken Hoden aus Kaninchen 6 (zweite Generation). — 7. V. (23 Tage) Knoten fühlbar, Spirochäte positiv. — 9. V. Behandlung wie oben, aber subcutan; Serumreaktion negativ, Knoten ist bohnengroß. — 10. V. Spirochäte negativ. — 12. V. Spirochäte nicht gefunden. — 18. V. Knoten nicht mehr fühlbar. — 16. VI. Kastration, keine Veränderung im Hoden, Serumreaktion negativ.

**Kaninchen 21.** 22. IV. 1910. Infiziert im rechten Hoden aus Kaninchen 9 (dritte Generation). — 14. V. (22 Tage) Knoten fühlbar, Spirochäte positiv. — 23. V. Serumreaktion positiv. — 24. V. Spirochäte vorhanden; Behandlung wie oben, intravenös. — 25. V. Spirochäte nicht gefunden. — 27. V. Serumreaktion positiv, keine fühlbare Veränderung mehr. — 31. V. Reaktion positiv. — 14. VI. Keine Veränderung, Serumreaktion positiv — 17. VI. Kastration, keine pathologische Veränderung im Hoden. — 23. VI. Serumreaktion negativ.

Bei verschiedenen Tieren blieb die Serumreaktion mehrere Tage lang nach der Exstirpation des infizierten Hodens bestehen.

24 Stunden nach der Behandlung konnten also keine Spirochäten mehr gefunden werden. Die Veränderungen des Hodens waren nach 2—3 Tagen verschwunden, und abgesehen von dem letzten Fall trat keine Komplementbindungsreaktion auf.

Bei den nicht behandelten Tieren bestand die Veränderung wie oben erwähnt wurde, wenigstens mehrere Wochen andauernd, und die Serumreaktion trat binnen ein oder zwei Wochen nach der Erkrankung ein. Die behandelten Tiere sind daher durch eine einzige Injektion in kleiner Dose dauernd geheilt worden. Die

Dosis tolerata bei Kaninchen ist 20—25 mal so groß wie die bei der Behandlung angewandte Dosis.

Drei Affen wurden an den Augenbrauen geimpft und in ähnlicher Weise behandelt. Die Veränderung war nach 21 Tagen ganz verschwunden.

Es ist wünschenswert, mit diesem Mittel in unseren tropischen Besitzungen therapeutische Versuche anzustellen, da dort die Eingeborenen sehr oft und die Weißen auch zuweilen infiziert sind.

# Chemotherapie des Recurrens.

Von

**Julius Iversen** (St. Petersburg).

Im vergangenen Jahre ist es mir gelungen[1]), an einem größeren
Krankenmaterial eine ganz unzweifelhafte abtötende Wirkung
des Atoxyls und hauptsächlich des Arsacetins auf die Spirochäten
des Rückfallfiebers festzustellen. Ich vermochte zu zeigen, daß
durch dieses letztere Präparat in mehr als der Hälfte aller Fälle
ein Rezidiv verhütet wird, mit anderen Worten, daß durch eine
oder mehrere Injektionen dieses Mittels die Parasiten im lebenden
Organismus vernichtet werden. Diese Tatsache ließ die Annahme
durchaus berechtigt erscheinen, daß die Idee einer „Therapia
sterilisans magna" des infizierten menschlichen Organismus im
Sinne Ehrlichs bei Recurrens in den Bereich der Verwirklichung
gerückt sei.

Bei meinen Versuchen hatte sich bekanntlich ergeben, daß
nach Behandlung mit Atoxyl in 15%, mit Arsacetin dagegen schon
in 52% der Fälle die Kranken nach dem ersten Anfalle von der
Infektion befreit werden, indem Rezidive nicht mehr auftraten.
Besonders anschaulich wird diese Tatsache durch die Kombinations-
kurven demonstriert, wo im Vergleich mit der Kurve der symptomatisch behandelten Fälle (Kurve 1) schon die Atoxylkurve
(Kurve 2) einen günstigen Unterschied zeigte. In viel größerem
Maße tritt dieser Unterschied bei der Arsacetinkurve (Kurve 3)
zutage.

Noch entscheidender als diese toten Zahlen war natürlich der
subjektive Eindruck, den diese Behandlungsweise am Krankenbette machte.

---

1) Münch. med. Wochenschr. 1909, Nr. 35, S. 1785.

Aber nicht nur der Heileffekt dieser Arsenikalien konnte bei der Behandlung festgestellt werden, es kamen auch einige Details zum Vorschein, welche erkennen ließen, daß offenbar vollständig analoge Verhältnisse bei der Wirkung der Arsenpräparate auf Trypanosomen, wie auf Spirochäten des Recurrens bestehen. So zeigte sich, daß in Fällen, wo trotz kräftiger Arsacetinbehandlung doch ein zweiter Paroxysmus eintrat, derselbe zuweilen schwer war und nicht mehr durch Arsacetin beeinflußt werden konnte. Augenscheinlich waren hier, wie dies bei Trypanosomen von Ehrlich bewiesen worden ist, die Generationen der Spirochäten be-

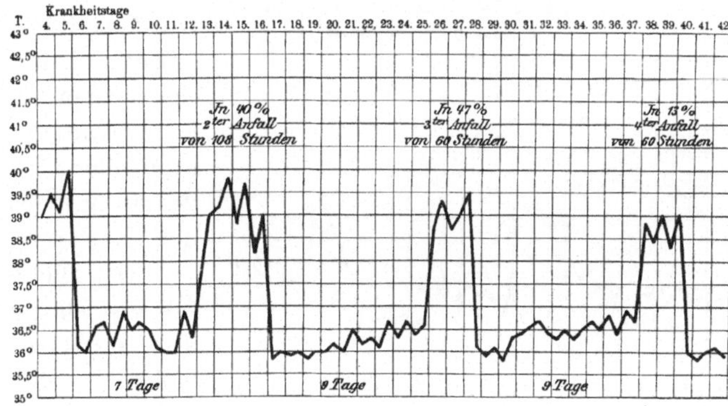


Kurve 1. Kombinationskurve aus 30 sympthomatisch behandelten Fällen.

reits arsacetinfest geworden und hatten die Avidität ihrer Arsenoceptoren eingebüßt. Auf Grund derartiger Beobachtungen scheint es ja, daß die ganze Theorie der modernen Chemotherapie, aufgebaut auf den Resultaten der Trypanosomenforschung, mit Erfolg auch auf den menschlichen Recurrens angewandt werden können.

Mit um so größerer Bereitwilligkeit nahm ich daher den ehrenvollen Vorschlag des Geheimrats Prof. Ehrlich an, sein neues Mittel, das Dichlorhydrat des Dioxydiamidoarsenobenzols in der Therapie des Recurrens zu versuchen. Dieses Mittel hatte, von Dr. Hata im Tierexperiment geprüft, außerordentlich günstige Resultate bei mit Recurrens infizierten Ratten und Mäusen geliefert, indem diese Tiere schon durch eine einzige Injektion geheilt worden waren. Dank der großen Liebenswürdigkeit des Geheimrats Prof. Ehrlich, welcher mich aufs genaueste von der Anwendungsweise und von den für Tiere toxischen Dosen der Sub-

stanz unterrichtete, wofür ich ihm hier meinen besten Dank ausspreche, war ich in der Lage, sofort die Behandlung der Recurrenskranken aufzunehmen. Es waren anfangs leider nur wenige Fälle
vorhanden und erst mit der kalten Witterung nahm die Epidemie
in diesem Winter ihren Anfang; infolgedessen gelang es mir bis
jetzt nur 58 Fälle im Botkinschen Barackenhospital zu behandeln.
Die Epidemie dieses Jahres ist nicht als schwere zu bezeichnen,
es prävalieren die mittelschweren und leichten Fälle, doch sind
unter den behandelten auch 5—6 schwere Fälle mit Ikterus beobachtet worden.

Zur Beobachtung wurden nur Patienten gewählt, in deren Blut sicher Spirochäten nachgewiesen waren, und welche nicht anderweitig vorbehandelt waren.

Das Dichlorhydrat des Dioxydiamidoarsenobenzols, ein hellgelbes Pulver in Vakuumröhrchen ein-

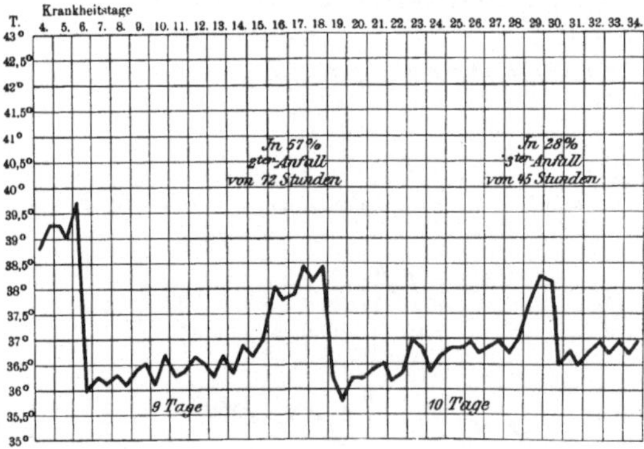


Kurve 2. Kombinationskurve aus 14 mit Atoxyl behandelten Fällen.

geschmolzen, muß nach der Vorschrift unmittelbar vor der Anwendung in das Natronsalz übergeführt werden, eine Prozedur, welche
recht kompliziert ist und einige Übung erfordert. Dank der wertvollen
Hinweise Prof. Ehrlichs gelang sie mir nach einigen Versuchen aber
gut. Das Mittel wurde anfangs in $1/_2$—2 proz. Lösung injiziert, doch
scheint es, daß eine 1 proz. Lösung vorzuziehen ist. Die ersten Fälle
behandelte ich subcutan, indem die Einspritzung unter das Schulter-
blatt gemacht wurde, aber wegen der Schmerzhaftigkeit und der
indurativen Eigenschaften der Substanz ging ich bald zu tiefen
intramuskulären Injektionen in die Glutäen über, welche die
Patienten besser vertrugen. Ich möchte gleich hervorheben, daß
außer einer Schmerzhaftigkeit der Injektion, welche individuell
sehr variiert, sich 36—48 Stunden nach der Injektion in den
Glutäen Indurationen bemerkbar machen, welche das Sitzen
4—6 und mehr Tage lang behindern. Durch weitere Übung bei
der Zubereitung der Lösung wird es wohl gelingen, diese Nachteile

auf ein Minimum zu reduzieren. Unter Bäder- und Kompressen-
behandlung wurden die Infiltrate resorbiert; Abscesse kamen
nicht vor. Die injizierte Dosis betrug 0,05—0,4 g der festen Substanz, so daß die Kranken gleichzeitig beiderseits je 10—20 ccm
der betreffenden Lösung in die Glutäen eingespritzt erhielten.

Durchschnittlich erhielten die Patienten die Injektion am
4., 5. Krankheitstage, in einem Falle konnte ich schon am zweiten
Krankheitstage injizieren, in mehreren am 3. Tage. Hin und wieder
wurde ein Patient, insgesamt 8, ohne Behandlung gelassen, um
zur Kontrolle die Schwere und Anzahl der Paroxysmen zu beobachten. Von die-
sen 8 Kontroll-
kranken machten
alle 2, einige 3
und auch 4 An-
fälle durch.
Durchschnittlich
wurden die Kran-
ken im Kranken-
hause 24 Tage lang
beobachtet, je-
doch habe ich
einige Fälle jetzt 3
Monate verfolgt.
Da dieses Mit-

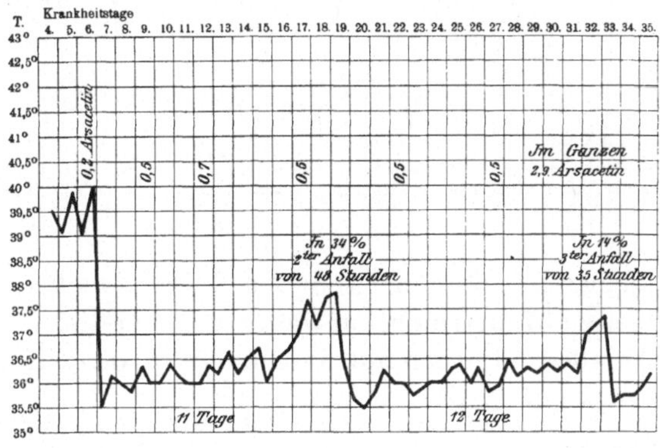


Kurve 3. Kombinationskurve aus 104 mit Arsacetin behandelten Fällen.

tel noch nicht beim Menschen angewandt war, mußte ich natürlich mit minimalen Dosen anfangen. Den ersten 3 Fällen wurde
0,05 g und 0,1 g injiziert. Bei so minimalen Dosen wurde ein
Heileffekt nicht beobachtet, sondern alle 3 machten 2 und
3 Anfälle durch, bei einem Fall von 120 Stunden Dauer, mit
vielen Spirochäten im Blut. In 2 von diesen Fällen war aber
doch eine verlängerte Apyrexie bemerkbar, und zwar betrug sie
14 Tage gegenüber den unbehandelten Fällen, wo sie gewöhnlich
7—8 Tage ist. Die Erscheinung, daß trotz der Behandlung die
Zahl der Spirochäten zunimmt, entspricht vollständig dem Phäno-
men Brownings, welcher bei subtherapeutischen Dosen in manchen Fällen ein derartiges Anwachsen der Trypanosomenzahl
nachweisen konnte (Kurve 4, 5, 6).

Hierauf ging ich allmählich und vorsichtig zu größeren Dosen

94 Julius Iversen.

über, und die übrigen Patienten erhielten meist 0,25 bis 0,3 Arsenobenzol. 4 Kranke erhielten sogar 0,4 der Substanz.

Mit diesen größeren Dosen habe ich bis jetzt im ganzen 55 Fälle
von Recurrens behandelt (ich rechne die oben erwähnten mit

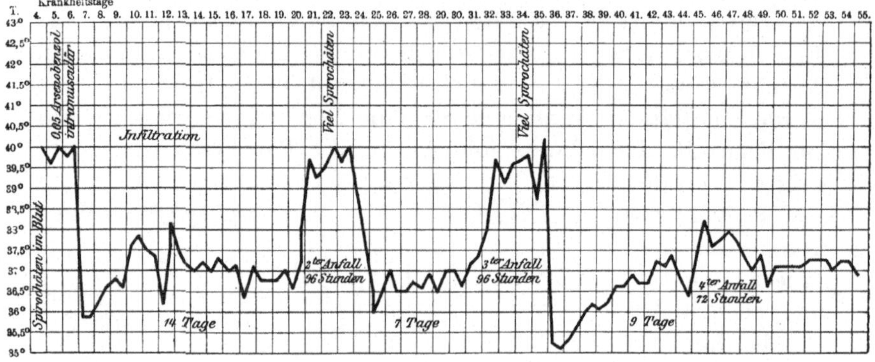

Kurve 4.

kleineren Dosen behandelten 3 Fälle nicht mehr mit), davon erhielten 37 die Injektion während des ersten, 11 während des zweiten
Anfalles, sämtlich intramuskulär in die Glutäen; in 7 Fällen in-

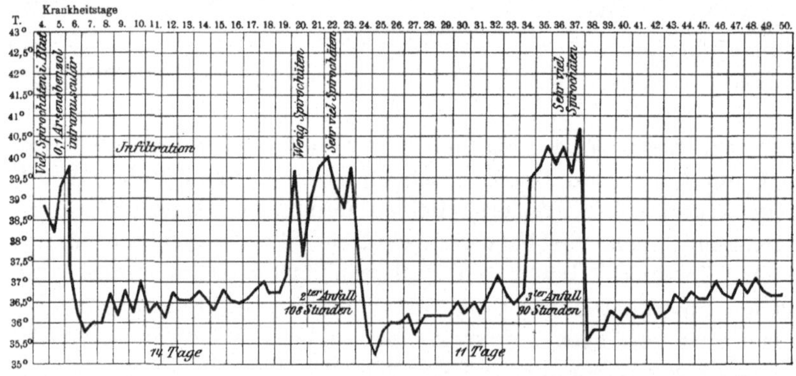

Kurve 5.

jizierte ich während des ersten Anfalles intravenös. Gemeinsam
für alle 55 Fälle ist der kritische Absturz der Temperatur und das
Verschwinden der Spirochäten aus dem Blut nach der einmaligen
Injektion des Arsenobenzols. 7—14, aber spätestens 20 Stunden
(nur 2 Fälle, welche beide die Injektion am 1. Tage des zweiten

Anfalles erhalten hatten) nach der Injektion fiel in allen Fällen ohne Ausnahme die Temperatur meist unter profusem Schweiß ohne Kollaps bis unter die Norm, und die Spirochäten, welche vor-

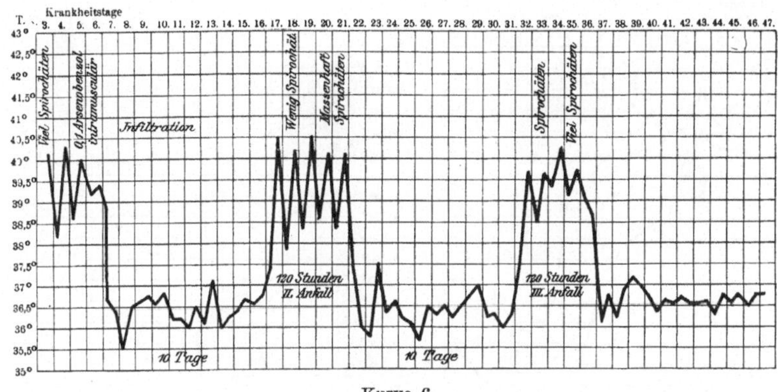


Kurve 6.

her in großer Anzahl vorhanden gewesen waren, konnten nicht mehr im Blute nachgewiesen werden (Kurve 7). Um den Zeitpunkt des Verschwindens der Spirochäten festzustellen, unter-

suchte ich in einigen Fällen stündlich Temperatur, Puls, und das Blut im Verlauf von 24 Stunden nach der Injektion. Hierbei ergab es sich, daß die Spirochäten 4, 7 und 10 Stunden nach der Injektion aus dem Blute total verschwinden und nicht mehr nachgewiesen werden können (Kurve 8, 9). Die Färbbarkeit der

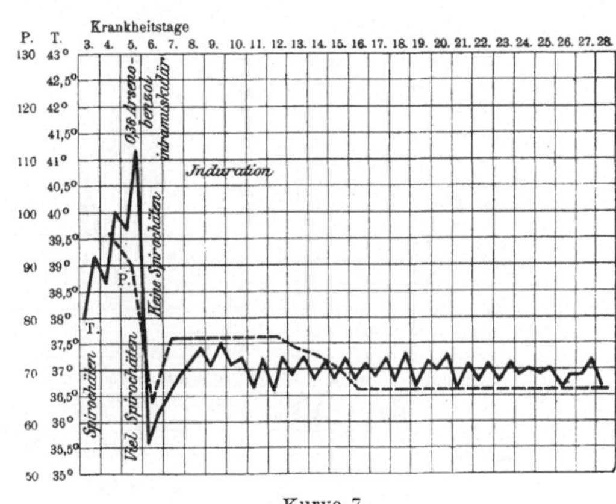


Kurve 7.

Spirochäten nimmt kurz vor ihrem Verschwinden ab. Während sie in den ersten Stunden nach der Injektion noch gut gefärbt erschienen (Ziehlfuchsin), kamen sie mir nach 5—7 Stunden blasser gefärbt und undeutlicher vor.

3—4 Stunden nach der Injektion tritt bei den meisten Kranken ein Schüttelfrost ein, der kurze Zeit dauert (¹/₄ bis ¹/₂ Stunde), die Temperatur steigt noch ein wenig an, und es kommt zu einer

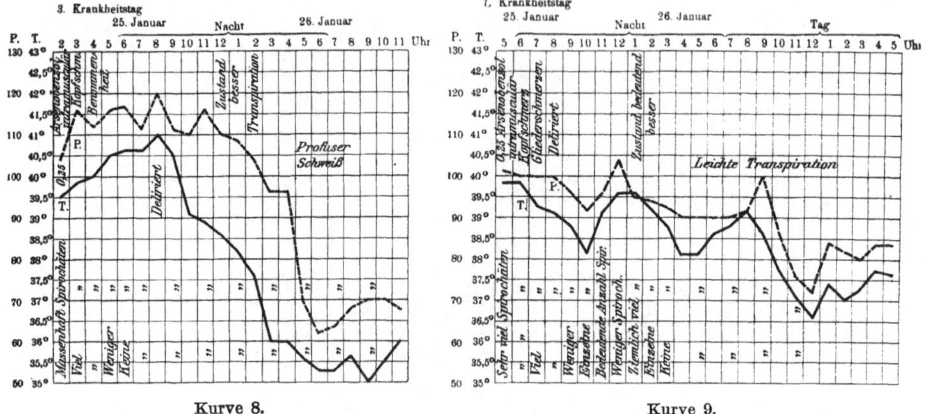

Kurve 8.          Kurve 9.

Art Perturbatio critica, darauf tritt unter profusem Schweiß ein sukzessiver Abfall der Temperatur bis unter die Norm ein. In dieser Krisis schwinden alle subjektiven Symptome der Krankheit,

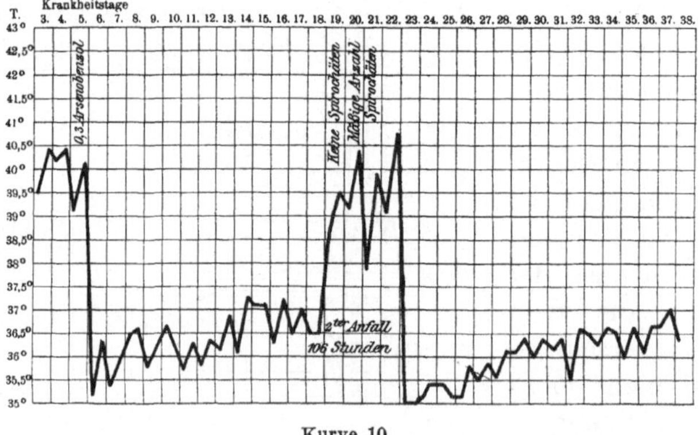

Kurve 10.

Kopf- und Gliederschmerzen hören mit einem Schlage auf und die Kranken verbringen die Nacht schlafend. Am Morgen fühlen sich dieselben gesund, manche klagen über Schwindel beim Aufstehen, wie das auch sonst bei derartigem Temperaturabfall vorzukommen pflegt. Im Urin weder Zucker noch Eiweiß. Nach 2—3 Tagen beklagen sich die meisten Kranken über Schmerzhaftigkeit der Injektionsstellen, und die Temperatur zeigt Schwankungen bis 37,5 und sogar 38° im Verlauf von 1—2 Tagen in ca. 15% der Fälle.

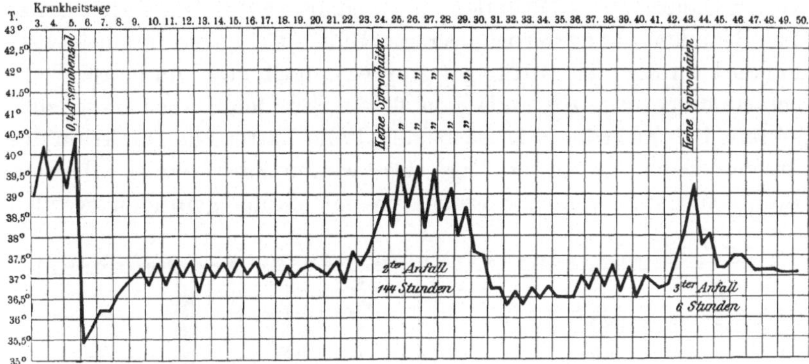

Kurve 11.

Spirochäten wurden bei diesen kurzen Steigerungen der Temperatur nie gefunden.

Der weitere Verlauf war bei normaler Temperatur ohne jegliche Besonderheiten, und dieses ist vielleicht der wichtigste Punkt unserer

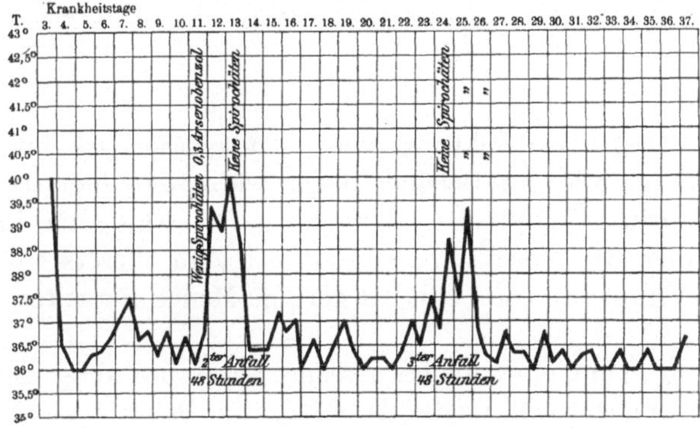

Kurve 12.

Beobachtungen, es traten nämlich in 92% der Fälle keine Rezidive ein, und die Kranken waren durch eine einzige Injektion schon von der Infektion endgültig befreit.

Von 55 Fällen wurden bei 4, also in 8%, Rezidive beobachtet. Nur in einem (Kurve 10) von diesen 4 Fällen konnten Spirochäten

Ehrlich u. Hata, Chemotherapie.        7

auch während des Rezidivs nachgewiesen werden, in den 3 übrigen
wurden sie trotz besonders energischen Suchens nicht gefunden.
Die Rezidive waren bei 2 von diesen 3 Fällen (Kurve 11—13) von sehr
kurzer Dauer, 24—48 Stunden, der 3. (Kurve 11) fieberte aber ganze
144 Stunden ohne Spirochäten im Blut. In 2 von diesen letzten
Fällen kam nach ca. 10 tägiger Apyrexie noch eine minimale Temperatursteigerung zustande von 6—12 Stunden Dauer ohne subjektive Beschwerden. Diese beiden Fälle hatten die Injektion des
Arsenobenzols am ersten Tage des zweiten Paroxysmus erhalten,
wo noch ganz wenige Spirochäten mit Mühe gefunden werden

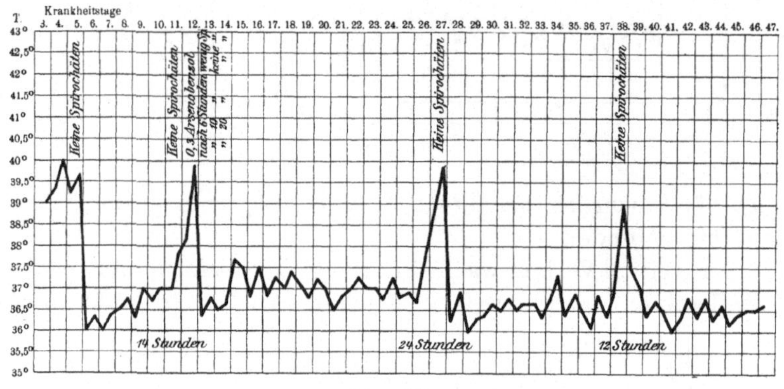


Kurve 13.

konnten. Diese Beobachtung scheint mir besonders interessant,
weil dieses gerade ein Beispiel dafür wäre, daß hier der „Ictus
immunisatorius" Ehrlichs nicht ausgelöst wäre, da in diesen
beiden Fällen das sterilisierende Heilmittel im allerersten Anfange
des Paroxysmus injiziert, eine zu geringe Menge Parasiten im Blut
vorfand.

Um zu ermitteln, ob das Arsenobenzol, während der ersten
Apyrexie eingespritzt, imstande wäre, ein Rezidiv zu verhüten,
injizierte ich einem Patienten am 3. Tage der ersten Apyrexie
0,3 Arsenobenzol. Ein Rezidiv trat in diesem Falle nicht ein.

In einem Falle beobachtete ich eine Reinfektion mit Spirochäten. Die Frau hatte während des ersten Anfalles 0,3 Arsenobenzol intramuskulär erhalten und war nach 26 tägiger Apyrexie
vollständig genesen entlassen worden. 14 Tage nach der Entlas-
sung aus dem Krankenhause, also 40 Tage nach der ersten Krank-

heit, wurde sie wieder mit viel Spirochäten im Blut eingeliefert und machte nur einmal einen 5 tägigen Anfall durch. Mir scheint, daß es sich hier zweifellos um eine Reinfektion handelt. Es spricht hierfür die große Menge Spirochäten im Blut.

Außer der erwähnten Schmerzhaftigkeit der Glutäen nach den Injektionen, welche besonders die Alkoholiker heimzusuchen schien, wurden keine anderen ungünstigen Nebenwirkungen, weder von seiten der Augen, noch der Nieren beobachtet. In einem einzigen Falle (vgl. Krankengeschichte 17) wurden Erscheinungen beobachtet, welche wohl auf eine Idiosynkrasie deuten. Der Fall war sehr kompliziert und betraf eine hysterische Alkoholistin, welche vor 10 Jahren mit Hydrargyrum vorbehandelt war. Nach Injektion von 0,3 Arsenobenzol trat nach 14 Stunden die Krisis ein, die massenhaft vorhandenen Spirochäten verschwanden; am 4. Tage nach der Injektion stieg die Temperatur bis 38,2° und der Fall machte den Eindruck einer sekundären Infektion mit beiderseitiger Bronchopneumonie. Das anfangs nicht hämorrhagische Erythem konnte als Scharlachexanthem angesprochen werden. Der weitere Verlauf aber mit akuter Nephritis, Oedem des Oberkörpers, Leberschwellung und Hämorrhagien der Haut, welche am 8. Tage post injectionem den Exitus bedingten, lassen den Fall wohl als Idiosynkrasie erscheinen, wie er bei diesem Mittel noch nicht beobachtet wurde. Da bei der Obduktion starke Arteriosklerose, Myokarditis, Hepar adiposum und andere grobe Veränderungen lebenswichtiger Organe konstatiert wurden, so scheint es wohl sicher, daß wir es hier mit einem unglücklichen Zusammentreffen vieler ungünstiger Momente zu tun hatten, welche eben den Ausgang bedingten.

Wenn wir die durchschnittliche Mortalität des Rückfallfiebers mit 5% rechnen (bei leichter Epidemie war sie 2,7%, Kamanin), so mußten wir bei unserem Krankenmaterial 2—3 Todesfälle erwarten. Unter dem Einfluß der Behandlung mit dem neuen Mittel kam aber kein einziger Todesfall vor, wenn wir von dem eben erwähnten Fall von Idiosynkrasie absehen.

Um die Schmerzhaftigkeit bei der intramuskulären Anwendung des Arsenobenzols, welche weder durch Anaesthetica noch Narkotica wesentlich beeinflußt werden konnte, ganz auszuschließen, bin ich in letzter Zeit zu intravenösen Injektionen dieser Substanz geschritten. Zu diesem Behuf löse ich die ganze Dose,

100  Julius Iversen.

wie bei der intramuskulären Anwendung, in ca. 15 ccm Aq. destill., setze tropfenweise normale Natronlauge zu, bis sich der Niederschlag löst, darauf neutralisiere ich den Laugeüberschuß tropfenweise mit 1 proz. Essigsäure (ca. 2 ccm 1 proz. Lösung auf 0,3 Arsenobenzol) und gieße diese Lösung zu $1/_2$ Liter auf 40° erwärmter steriler physiologischer Kochsalzlösung, schüttele die Flasche (Infusionsapparat) kräftig um und injiziere per Hohlnadel direkt in die Kubitalvene, wie wir das bei den großen Kochsalzinfusionen bei Cholera gewohnt sind. Diese Infusionen sind vollständig schmerzlos und werden von keinen unangenehmen Nebenwirkungen begleitet; die Patienten merken überhaupt die Eingießungen gar nicht. Auf diese Weise habe ich 7 Patienten behandelt mit geradezu glänzendem Resultat. 6 dieser Kranken erhielten 0,22 bis 0,24 Arsenobenzol, ein 12 jähr. Knabe 0,17 intravenös in $1/_2$ Liter physiologischer Kochsalzlösung. Die Wirkung trat bei allen 7 Patienten ca. 4 Stunden früher ein als bei denen, welche intramuskuläre Injektionen erhalten

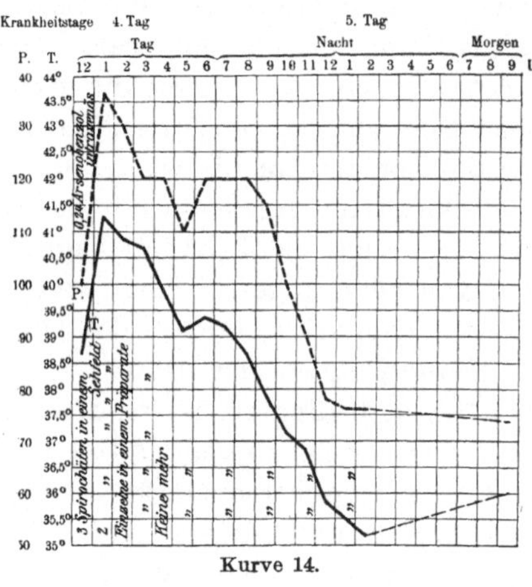


Kurve 14.

hatten. Der Schüttelfrost begann $1/_4$—$1/_2$ Stunde nach der Injektion, ein Kranker hatte keinen Schüttelfrost. Die Temperatur fiel kritisch nach $5^1/_2$, 7 und 10 Stunden (Kurve 14). Keiner von diesen Kranken hatte Eiweiß im Urin. Ein Rezidiv wurde in diesen Fällen nicht bemerkt, keine Temperatursteigerung, die Kranken sind nach der Krisis vollständig gesund.

Da also die intravenöse Applikation vollständig schmerzlos ist, gar keine Nebenerscheinungen macht und hierbei die Wirkung noch um ca. 4 Stunden früher eintritt, so halte ich diese Art der Anwendung des Arsenobenzols für eine geradezu ideale beim Recurrens.

Auf Grund aller dieser Beobachtungen komme ich zu folgenden Schlüssen:

1. Das Natriumsalz des Dioxydiamidoarsenobenzols, einem

Recurrenskranken eingeführt, ist imstande, an beliebigem Tage eines beliebigen Anfalles, innerhalb 7—14, aber spätestens in 20 Stunden den Anfall zu coupieren und in 92% aller Fälle einen weiteren Anfall zu verhüten, d. h. eine einzige Injektion dieser Substanz sterilisiert das Blut eines mit Recurrensspirochäten infizierten Menschen.

2. Die therapeutische Dosis für Recurrens beträgt 0,2—0,3 dieser Substanz.

3. Nach Injektion einer solchen Quantität des Mittels verschwinden die Spirochäten innerhalb 4—10 Stunden aus dem Blute vollständig und können nicht mehr nachgewiesen werden.

4. Die Temperatur fällt nach der Injektion sukzessive im Verlauf von 7—14 Stunden, spätestens aber nach 20 Stunden meist unter profusem Schweiß ohne Kollaps bis unter die Norm. Gleichzeitig schwinden alle subjektiven Beschwerden.

5. Das Dioxydiamidoarsenobenzol übt in den meisten Fällen an den Injektionsstellen einen lokalen Reiz aus, der sich in Schmerzhaftigkeit und Infiltraten äußert, welche individuell sehr variabel sind und in manchen Fällen längere Zeit bestehen.

6. Die intravenöse Injektion dieser Substanz ist vollständig schmerzlos, wird von keinen unangenehmen Nebenerscheinungen begleitet, und die Wirkung tritt 3—4 Stunden schneller als bei intramuskulärer Injektion ein.

Das Krankenmaterial für diese Beobachtung war nicht zahlreich genug. Jedenfalls zeigt aber die Kombinationskurve der mit diesem neuen Mittel behandelten Fälle (Kurve 15) einen eklatanten Erfolg des Mittels.

Ebenso ergibt sich aus einem Vergleich dieser Kurve mit den Kurven 1—3 eine weit überragende Wirksamkeit des Dioxydiamidoarsenobenzols dem Atoxyl und Arsacetin gegenüber.

Aus dieser kurzen Übersicht des behandelten Materials geht mit unzweifelhafter Deutlichkeit hervor, daß wir, wenn wir von der Chininwirkung bei Malaria absehen, hier zum erstenmal in der Therapie akuter Infektionskrankheiten einem so klaren und schlagenden Beweise der spezifischen parasiticiden Wirkung eines Medikamentes gegenüberstehen, welche gerade an diesem Beispiel der menschlichen Pathologie so überzeugend ad oculos demonstriert werden kann. Aus unserer Beobachtung geht hervor, daß der kritische Temperaturabfall nicht auf einer sog. antipyre-

tischen Wirkung beruht, im Gegenteil, in 2 Fällen von Pneumonia
crouposa injiziert, übte das Arsenobenzol keinen merkbaren Einfluß, weder auf die Temperatur, noch auf den weiteren Verlauf der
Krankheit. Viel beweisender für diese Verhältnisse ist ja natürlich das Verschwinden der Spirochäten selbst. Es werden eben
erst die Spirochäten abgetötet und darauf tritt die natürliche
Krisis mit mathematischer Sicherheit ein, und alle Krankheitssymptome schwinden mit einem Schlage.

Bekanntlich tritt bei der Arsacetintherapie des Recurrens
häufig Eiweiß im Urin auf. Ich versuchte im vorigen Jahr diese
Erscheinung mit der die Niere schädigenden Wirkung der massen-

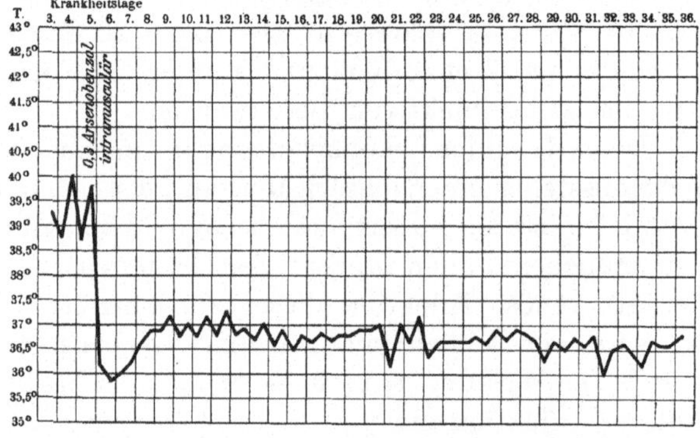


Kurve 15. Kombinationskurve aus 20 mit Dioxydiamidoarsenobenzol
behandelten Fällen.

haft freiwerdenden Spirochätenendotoxine zu erklären. Jetzt
muß diese Ansicht fallen gelassen werden, denn die Wirkung des
Arsenobenzols zeigt uns, daß, trotzdem in wenigen Stunden nach
der Injektion Milliarden von Spirochäten zugrunde gehen, weder
Eiweiß im Urin auftritt, noch irgendwelche andere Symptome
auf eine Wirkung der Endotoxine hinweisen, welche augenscheinlich beim Recurrens als solche nicht existieren, oder jedenfalls
ganz unschädlich sind.

Nachdem es mir nun gelungen ist, durch Einführung der intravenösen Infusion die unangenehm schmerzhafte Anwendungsweise der neuen Substanz total auszuschalten, haben wir also
im Dioxydiamidoarsenobenzol ein Medikament vor uns,
welches mit mathematischer Sicherheit imstande ist,
die Spirochäten des Rückfallfiebers im lebenden Blute

zu vernichten, ohne dem Wirt zu schaden, und welches
mit seiner großartigen Wirkung die Tatsache einer effek-
tiven Therapia sterilisans magna bei Recurrens beweist
und dadurch der modernen Chemotherapie eine glänzende weitere Entwicklung verspricht.

Die Krankengeschichten der Behandelten sind kurz folgende.

### I. 3 mit subtherapeutischer Dose behandelte Fälle.

a) **J. J., 11 Jahre alt, Schüler.** Am 6. Krankheitstage 0,05 Arsenobenzol.
Am nächsten Tage Krisis. Unbedeutendes Infiltrat, Schmerzhaftigkeit (vgl.
Kurve 4).

b) **D. J., 38 Jahre alt, Arbeiter.** Am 5. Krankheitstage 0,1 Arsenobenzol.
Am folgenden Abend Krisis. Darauf keine Spirochäten mehr im Blut.
Sehr schmerzhaftes Infiltrat im Verlauf von 7 Tagen. Der weitere Verlauf
aus der Kurve 5 ersichtlich (vgl. Kurve 5).

c) **S. T., 31 Jahre alt, Arbeiter.** Am 5. Krankheitstage 0,1 Arsenobenzol.
Krisis erst 48 Stunden später. Unbedeutendes Infiltrat. Während des
zweiten und dritten Anfalles massenhaft Spirochäten im Blut (vgl. Kurve 6).

### II. 30 mit genügender Dose behandelte Fälle.

#### a) Männer.

1. **D. W., 32 Jahre, Diener im Krankenhause.** Am 5. Krankheitstage
0,15 in die Glutäen. Nach 6 Stunden Krisis. Am nächsten Tage keine Spirochäten, kein Eiweiß oder Zucker im Urin. 4 Tage nach Injektion schmerzhaftes Infiltrat, welches nach 8 Tagen resorbiert war. Der weitere Verlauf
ohne Rezidiv. Temperatur die ganze Zeit unter 37°. Beobachtungsdauer
1 ½ Monate.

2. **J. G., 58 Jahre alt, Bauer.** Kräftige, allgemeine Sklerose der peri-
pheren Arterien, Herztöne dumpf. Bronchitis. St. typhosus, Benommenheit; viel Spirochäten im Blute. Am 5. Krankheitstage 0,18 Arsenobenzol.
Nach 14 Stunden Krisis, darauf bedeutende Besserung des Allgemein-
zustandes. Kein Eiweiß, keine Infiltrate; geringe Schmerzhaftigkeit der
Glutäalgegend hielt ziemlich lange an. Temperatur normal; Beobachtungsdauer 34 Tage; Gewichtszunahme in dieser Zeit 18 Pfund.

3. **J. A., 29 jähriger Arbeiter.** Viel Spirochäten; viel Eiweiß im Urin.
Am 5. Krankheitstage 0,3 Arsenobenzol bei 39,8°. Nach 14 Stunden Krisis,
Temperatur 35,3°. Im Urin wenig Eiweiß, der nach 3 Tagen ganz ver-
schwand. Nach 48 Stunden schmerzhafte Glutäen, geringe Induration hält
sich 5 Tage. Nach der Krise stieg die Temperatur allmählich bis 37,2°
und blieb normal während der ganzen Beobachtungszeit, 25 Tage. Gewichtszunahme 9 Pfund.

4. **P. J., 46 jähriger Arbeiter.** Alkoholist. Myokarditis, Emphysema
pulm. Cyanose des Gesichts und der Extremitäten, Dyspnoe, Herztöne
dumpf, kräftige Sklerose. Eiweiß im Urin. Schwerer Allgemeinzustand,
Benommenheit. Am 5. Krankheitstage 0,36 Arsenobenzol. Nach 10 Stunden

kräftige Transpiration und Krise. Temperaturabsturz von 41,2 auf 35,6° ohne Kollaps oder Erbrechen. Am folgenden Morgen keine Spirochäten, Zustand bedeutend besser. Nach 36 Stunden Temperatur 37,5°. Schmerzhafte Glutäen 4 Tage lang. Darauf normale Temperatur während der ganzen Beobachtungszeit, 24 Tage. Gewichtszunahme 13 Pfund. (Vgl. Kurve 7.)

5. **P. S., 11 jähriger Schüler.** Am 4. Krankheitstage 0,25 Arsenobenzol. 10 Stunden nach Injektion Temperaturabfall von 39,7 auf 36,2°. Keine Infiltrate. 5 Tage lang schmerzhafte Glutäen. Weiterer Verlauf bei normaler Temperatur ohne Besonderheiten. 5 Tage nach Injektion Pulsfrequenz auf 90 gestiegen, darauf wieder normal. Beobachtungsdauer 25 Tage. Gewichtszunahme 14 Pfund.

6. **G. P., 40 jähriger Händler.** Am 5. Krankheitstage 0,3 Arsenobenzol. Nach 14 Stunden Krisis. Der weitere Verlauf bei normaler Temperatur ohne Besonderheiten. Kein Eiweiß im Urin. Keine Spirochäten am Tage nach Temperaturabfall. Beobachtungsdauer 24 Tage. Gewichtszunahme 10 Pfund.

7. **G. S., 17 jähriger Diener.** Am 5. Krankheitstage bei viel Spirochäten im Blut, 0,34 Arsenobenzol. Nach 7 Stunden Temperaturabfall von 39,2 auf 36,2°. Ganz geringe Schmerzhaftigkeit der Glutäen. Der weitere Verlauf bei normaler Temperatur. Beobachtungsdauer 20 Tage. Gewichtszunahme 14 Pfund.

### b) Frauen.

8. **P. F., 47 jährige Arbeiterin.** Am 7. Krankheitstage 0,18 Arsenobenzol. Nach 4 Stunden profuser Schweiß und Krisis. Diarrhöe. Nach Temperaturabfall keine Spirochäten. 4 Tage nach der Krise schmerzhaftes Infiltrat der Glutäen und Temperaturanstieg bis 37,8°, im weiteren Verlauf hielt sich die Temperatur um 37,5°, stieg aber am 13. und 16. Tage bis 38,2°. Spirochäten wurden nicht gefunden und Patientin hatte keine Beschwerden. Beobachtungsdauer 21 Tage.

9. **M. S., 36 jährige Wäscherin.** Am 5. Krankheitstage 0,2 Arsenobenzol. bei allgemeiner Schwäche und Benommenheit. Eiweiß im Urin. Nach 6 Stunden Krise mit Transpiration. Keine Spirochäten am Morgen. Kein Eiweiß im Urin. Keine Infiltrate. Temperatur stieg mehrfach bis 37,5° ohne andere Symptome. Beobachtungsdauer 32 Tage. Gewichtszunahme 9 Pfund.

10. **M. M., 41 Jahre, ohne Beschäftigung.** Am 7. Krankheitstage 0,2 Arsenobenzol. Nach 15 Stunden Temperaturabfall. Keine Spirochäten. Kein Eiweiß. 4 Tage später schmerzhafte Infiltrate im Verlauf einer Woche. Am 3. Tage nach Injektion Temperaturanstieg auf 37,6°, darauf die ganze Zeit, 27 Tage, normal. Gewichtszunahme 2½ Pfund.

11. **E. S., 19 jähriges Dienstmädchen.** Am 4. Krankheitstage 0,25 Arsenobenzol während der Menstruation. Nach 3 Stunden Transpiration und Krise von 40,1 auf 36,1°. Geringe Schmerzhaftigkeit, keine Infiltrate. Weiterer Verlauf bei normaler Temperatur ohne Besonderheiten. Beobachtungsdauer 21 Tage. Gewichtszunahme 4 Pfund.

12. **A. E., 29 jährige Arbeiterin.** St. typhosus, Benommenheit, Unruhe, Herztöne dumpf, Spuren von Eiweiß. Am 5. Krankheitstage 0,28

Arsenobenzol. Nach 10 Stunden Krise, keine Spirochäten mehr im Blut. Nach 3 Tagen schmerzhafte Glutäen und Temperaturanstieg auf 37,4°. Darauf weiter um 37°. Die Indurationen hielten zirka eine Woche an. Beobachtungsdauer 27 Tage. Gewichtszunahme 6 Pfund.

13. **T. L., 30 Jahre, ohne Beschäftigung.** Hysterische Alkoholistin. St. typhosus. Kein Eiweiß. Am 5. Krankheitstage 0,25 Arsenobenzol. Klagt über starke Schmerzen an den Injektionsstellen. Nach 4 Stunden Schüttelfrost, nach 14 Stunden profuser Schweiß und Krise von 40,3 auf 36°. Kein Erbrechen, mäßige Diarrhöe. Keine Spirochäten mehr im Blut, kein Eiweiß oder Zucker. Nach 2 Tagen klagt Patientin über Indurationen und Schmerz, welcher zirka 2 Wochen besteht. Beobachtungsdauer 19 Tage.

14. **P. P., 45 jähriges Stubenmädchen.** Gut genährt. Viel Spirochäten, kein Eiweiß, Benommenheit, St. typhosus. Am 7. Krankheitstage 0,3 Arsenobenzol. 3 Stunden später Schüttelfrost, 10 Stunden später Transpiration und Krise, Temperatur von 41,5 auf 35,3°. Am Morgen keine Spirochäten mehr, kein Eiweiß oder Zucker. Mäßig schmerzhafte Glutäen. 3 Tage nach der Krise Temperaturanstieg auf 37,9° und Schwankungen zwischen 37° und 38° im Verlauf von 7 Tagen. 5 Tage nach Krise Herpes zoster rechts in Axilla und Brust, hält sich ziemlich lange. Beobachtungsdauer 30 Tage. Gewichtszunahme 4 Pfund.

15. **W. M., 18 jähriges Stubenmädchen.** Am 8. Krankheitstage 0,35 Arsenobenzol. Nach 7 Stunden Transpiration, Temperaturabfall nach 20 Stunden. Mäßige Infiltrate. Spuren von Eiweiß. Keine Spirochäten. Am 5. Tage nach Injektion Temperaturanstieg auf 37,8°, darauf normal. Beobachtungsdauer 20 Tage. Gewichtszunahme 9 Pfund.

16. **A. S., 30 jährige Arbeiterin.** Gut genährt, hysterisch, Rachenreflex fehlt. Eiweiß im Urin. Benommenheit. Am 5. Krankheitstage 0,3 Arsenobenzol. Klagt über Schmerzhaftigkeit der Injektion. Nach 7 Stunden Krise von 40,1 auf 35,2°. Allgemeinbefinden bedeutend besser. Kein Eiweiß, keine Spirochäten, Schmerz im rechten Handgelenk, dasselbe ist ein wenig angeschwollen. Nach 3 Tagen schmerzhafte Induration der Glutäen. Nach 13 tägiger Apyrexie zweiter Anfall von 106 Stunden Dauer; im Blut Spirochäten, Milz vergrößert, palpabel. Allgemeinzustand recht schwer. Maximale Temperatur 40,8°, darauf Krise und normaler Verlauf. Beobachtungsdauer 38 Tage. (Vgl. Kurve 10.)

17. **A. D., 34 jährige Prostituierte.** Hysterisch, Rachenreflex herabgesetzt. Vor 10 Jahren Lues; erhielt damals 50 Injektionen Hydrarg. in die Glutäen. Starke Alkoholistin. Herztöne dumpf. Im Blut Spirochäten. Am 4. Krankheitstage 0,3 Arsenobenzol. Klagt über Schmerzen an den Injektionsstellen die ganze Nacht. Nach 4 Stunden post Inject. Transpiration, nach 14 Stunden Temperaturabfall von 39,4 auf 35,5° mit profusem Schweiß. Keine Spirochäten, kein Zucker. Nach 3 Tagen stieg die Temperatur allmählich bis 38,8°. Keine Spirillen, Indurationen der Glutäen und Gliederschmerzen, sonst nichts Besonderes. Am folgenden Tage Schwindelgefühl und Schmerz. Den nächsten Tag, also 6 Tage nach der Injektion, Temperatur 39,5°, Erythem der Haut und Ödem des Gesichts und Oberkörpers. Inspiratorische Dyspnoe. Katarrhalische Pneumonie der unteren Lappen

hinten, keine Spirochäten, mäßige Indurationen. Allgemeinzustand schwer. Am folgenden Tage Temperatur 39,6°. Ödem und Erythem nehmen zu, Leberschwellung. Darauf, also am 8. Tage nach der Injektion, ist das Erythem hämorrhagisch geworden, Ödem größer, Puls gespannt 92. Temperatur 38,2°. Haut trocken, Benommenheit. Im spärlichen Urin Eiweiß und Zucker, Nierenepithel, kein Blut. Abends Exitus. — Diagnosis anatomica: Febris recurrens. Broncho-pneumonia lobi infer. utrinoque circumscripta. Bronchitis putrida lobi infer. sin. Myocarditis chron. interst. Nephritis parenchym. acuta. Sclerosis art. coronariae cordis et basis cerebri. Haemorrhag. multipl. patechiales cutis. Alcoholismus. Hepar adipos. Gangraena muscul. et pannicul. adiposi circumscripta in regione glutea dext et sin. in loco injectionis Arsenobenzol. Uraemia.

18. **J. S., 46jährige Dienerin.** Am 5. Krankheitstage 0,3 Arsenobenzol. Nach 7 Stunden Krise mit profusem Schweiß. Keine Spirochäten im Blut. Kein Eiweiß oder Zucker. Nach 3 Tagen wenig schmerzhafte Glutäen, darauf normale Genesung. Beobachtungsdauer 18 Tage.

19. **A. W., 43 jährige Witwe.** Starke Alkoholistin. Am 4. Krankheitstage 0,33 Arsenobenzol. Nach 4 Stunden Schüttelfrost, nach 10 Stunden Krise mit profusem Schweiß. Keine Spirochäten, kein Eiweiß. Mäßige Schmerzhaftigkeit der Glutäen. 6 Tage nach Injektion schmerzhafte Indurationen, welche zirka 10 Tage anhielten. Kleine Temperatursteigerungen bis 37,9° am 6. bis 8. Tage nach Injektion, später normal. Beobachtungsdauer 26 Tage.

20. **A. J., 46 Jahre, ohne Beschäftigung.** Mäßige Alkoholistin. Am 6. Krankheitstage 0,4 Arsenobenzol. Klagte über heftige Schmerzen bei der Injektion. Nach 4 Stunden Schüttelfrost, nach 9 Stunden Schweiß und Krise von 39,9 auf 35,2°. 4 Tage nach Injektion Temperaturanstieg auf 38,6°. Keine Spirochäten. Sehr schmerzhafte Glutäen und kräftige Indurationen, welche lange bestehen. Darauf normale Temperatur und Genesung. Beobachtungsdauer 24 Tage.

21. **A. S., 38 jährige Wäscherin.** Am 5. Krankheitstage massenhaft Spirochäten im Blut. 0,35 Arsenobenzol. Schmerzgefühl 3 Stunden. Nach 5 Stunden Schüttelfrost, nach 6 Stunden Schweiß und Temperaturabsturz von 39 auf 35,8°. Morgens keine Spirochäten. Schmerzhaftigkeit der Glutäen 12 Tage. Am 17. Tage nach der Injektion Temperatur 37,4° und leichtes Herzklopfen. Beobachtungsdauer 19 Tage. Gewichtszunahme 4 Pfund.

22. **A. E., 49 jährige Wäscherin.** Früher Rheumatismus. Am 3. Krankheitstage 0,3 Arsenobenzol. Nach 2 Stunden Schüttelfrost, nach 7 Stunden Transpiration und Krise. Allgemeinbefinden sofort besser. Morgens keine Spirochäten mehr, kein Eiweiß oder Zucker. Die Injektionsstellen schmerzten 4 Tage. 3 Tage nach Injektion Temperatursteigerung bis 37,5° und im Verlauf von 6 Tagen Schwankungen zwischen 37 und 38°. Keine Spirochäten. Beobachtungsdauer 22 Tage.

Da, wie anfangs gesagt, die Kranken frühestens am 3. Krankheitstage zur Behandlung kamen, es andererseits aber interessant war, wie die Wirkung des Mittels sich am 1. oder 2. Tage manifestieren würde, so erwartete ich bei einigen unbehandelten Fällen den 2. Anfall und injizierte also am 1., 2. und 3. Tage des 2. Anfalles die Substanz.

### C. Die beim 2. Anfall behandelten Fälle.

23. **A. J., 22 jähriger Kellner.** Am ersten Tage des 2. Anfalles bei Temperatur 38,6° Spirochäten im Blut, 0,35 Arsenobenzol. Nach 7 Stunden Transpiration und Krise; am Morgen keine Spirochäten. Nach 3 Tagen schmerzhafte Indurationen, welche ziemlich lange anhalten. Beobachtungsdauer 24 Tage. Gewichtszunahme 13 Pfund.

24. **S. A., 16 jähriger Arbeiter.** Am ersten Tage des 2. Anfalles um 1 Uhr tags keine Spirochäten, Temperatur 39°, 0,3 Arsenobenzol. Nach 4 Stunden Schüttelfrost; nach 7 Stunden Spirochäten im Blut; nach 9 Stunden keine Spirochäten mehr, profuser Schweiß und Krise von 39,9 auf 36,4°. Am Morgen keine Spirochäten im Blut, kein Eiweiß oder Zucker. Beobachtungsdauer 15 Tage. Schmerzhafte Infiltrate.

25. **N. L., 26 jähriger Arbeiter.** Am 2. Tage des 2. Anfalles bei 39° 0,25 Arsenobenzol. Nach 7 Stunden profuser Schweiß und Krise von 40,7 auf 36°. Keine Spirochäten mehr, kein Eiweiß. Nach 3 Tagen schmerzhafte Indurationen, welche 7 Tage anhalten. Weiter normal. Beobachtungsdauer 19 Tage. Gewichtszunahme 19 Pfund.

26. **G. H., 38 jähriger Arbeiter.** Alkoholist. Am 3. Tage des 2. Anfalles Spirochäten im Blut. Ikterus, Benommenheit. 0,35 Arsenobenzol. Nach 3 Stunden Schüttelfrost, nach 14 Stunden Krisis von 39,8 auf 35,7°, 3 mal Erbrechen und leichte Diarrhöe. Keine Spirochäten mehr; kein Eiweiß oder Zucker. Schmerzhafte Glutäen, Indurationen, welche lange bestehen. 4 Tage nach Injektion Temperaturanstieg bis 39°, keine Spirochäten, keine Beschwerden außer Hitzegefühl, keine Kopfschmerzen. Am folgenden Tage 39,7°, leichtes Ödem des Gesichts und Röte desselben. Darauf im Verlauf von 4 Tagen sukzessiver Temperaturabfall zur Norm und nachfolgende Genesung. Im Urin kein Eiweiß, im Blut keine Spirochäten. Beobachtungsdauer 26 Tage. Gewichtszunahme 5 Pfund.

27. **W. G., 17 jähriger Arbeiter.** Am 3. Tage des 2. Anfalles Spirochäten im Blut, 0,34 Arsenobenzol. Nach 12 Stunden Krisis mit Transpiration. Darauf geringe Schmerzhaftigkeit der Injektionsstellen und weiterer Verlauf ohne Besonderheiten. Beobachtungsdauer 22 Tage. Gewichtszunahme 7 Pfund.

28. **A. N., 25 jährige Wäscherin.** Am 3. Tage des 2. Anfalles Spirochäten im Blut, 0,18 Arsenobenzol. Krisis nach 6 Stunden. Am Morgen keine Spirochäten, kein Eiweiß. Keine Indurationen und keine Schmerzen. Im weiteren Verlauf nichts Besonderes. Beobachtungsdauer 15 Tage. Gewichtszunahme 3 Pfund.

29. **S. F., 31 jähriger Arbeiter.** Am 3. Tage des 2. Anfalles viel Spirochäten im Blut, 0,3 Arsenobenzol. Nach 12 Stunden Krisis, darauf schmerz-

hafte Glutäen und kräftige Induration, einige Tage anhaltend. Beobachtungsdauer 17 Tage. Gewichtszunahme 10 Pfund.

30. **M. P., 27 jähriger Fuhrknecht.** Am 4. Tage des 2. Anfalles viel
Spirochäten, Ikterus, Benommenheit, St. typhosus. 0,35 Arsenobenzol links
in nur eine Glutäe. Nach 7 Stunden Krise von 40,2 auf 35,4°. Keine Spiro-
chä en, Allgemeinzustand sehr gut. Nach 2 Tagen ein kräftiges schmerzhaftes Infiltrat, welches lange anhielt und ein paar Tage sogar das Gehen
behinderte. Beobachtungsdauer 26 Tage. Gewichtszunahme 10 Pfund.

# Kurze Mitteilung über die im „Cairo Infectious Hospital" behandelten Fälle von Rückfallfieber.

Von

**Dr. Bitter** und **Dr. Dreyer** (Kairo).

Während der Zeit vom 1. Januar bis Anfang Juli wurden 85 Fälle von Rückfallfieber im „Cairo Infectious Hospital" behandelt. Von diesen wurden 31 der symptomatischen Behandlung unterworfen, 41 mit Atoxyl, die anderen 13 mit Dioxydiamido-arsenobenzol behandelt. Die Resultate sind kurz folgende:

Von den symptomatisch behandelten 31 Fällen bekamen 18 Fälle Rezidive, während 12 Fälle ohne Rezidiv verliefen. Ein Kranker starb eine Stunde nach der Aufnahme. (Es trat Koma ein, über die Krankheitsgeschichte war nichts zu ermitteln.)

Bei den mit Atoxyl behandelten Fällen traten in der Hälfte der Fälle Rezidive nach der Behandlung ein, die andere Hälfte der Fälle blieb rezidivfrei. Bei dieser Behandlung kam kein Todesfall vor, es trat aber in vier Fällen eine Schwächung der Sehkraft ein.

Nach unserer Meinung bildet die Atoxylbehandlung, da eine wiederholte Injektion nötig ist, sowohl für die Patienten als den behandelnden Arzt Schwierigkeiten. Weder verkürzt noch schwächt sie den Anfall. Sie bietet kein sicheres Mittel zur Verhütung drohender Rezidive dar. Wir haben verschiedene Fälle beobachtet, welche bei dem ersten Rezidiv behandelt wurden und in denen ein zweites Rezidiv auftrat; bei anderen Fällen wurde die Injektion beim ersten Anfall angewandt, aber es trat ein erstes und sogar zweites Rezidiv auf.

Aus diesem Grunde, und besonders wegen der Störung der Sehkraft, welche bei der Anwendung dieses Mittels zuweilen zu beobachten ist, glauben wir, daß es sorgfältiger Prüfung bedarf, ehe man den Patienten der Gefahr dieser Behandlung aussetzt, besonders bei solch einer Krankheit wie dem Rückfallfieber.

Die Zahl der mit Dioxydiamidoarsenobenzol (606) behandelten Fälle ist noch sehr gering. Als wir in die Lage kamen, Heilversuche mit diesem neuen Mittel zu beginnen, nahm die Zahl der Recurrenspatienten im Krankenhaus ab. So konnten wir bis jetzt nur 13 Fälle mit diesem Mittel behandeln. 9 Kranke wurden während des ersten Anfalls intramuskulär injiziert; 5 von diesen 9 Kranken haben schon das Krankenhaus verlassen und kein Rezidiv gehabt, während 4 noch in Behandlung verblieben, bei denen die Temperatur anhaltend normal ist.

In 3 Fällen wurde während des ersten Rezidivs ebenfalls intramuskulär injiziert. Einer der Kranken wurde ohne Rezidiv geheilt und entlassen, die zwei anderen blieben noch im Krankenhaus, ihre Temperatur ist jetzt normal.

Ein Kranker wurde am 4. Tage des ersten Anfalls mit der intravenösen Infusion behandelt und befindet sich noch im Krankenhaus.

Dioxydiamidoarsenobenzol entfaltet eine rapide Wirkung. Bei der intramuskulären Anwendung setzt es innerhalb 12 bis 24 Stunden, selten 36 Stunden, die Temperatur auf Unternormal herab. Seine Wirkung scheint unfehlbar zu sein; obwohl die Zahl der bisher behandelten Fälle nicht groß ist, geben die günstigen Resultate bei allen Fällen wohl einen sicheren Beweis für die gute Wirkung des Mittels.

Eine Schattenseite bildet[1]) nur die intramuskuläre Applikation; sie verursacht nämlich heftige Schmerzen, die 7—14 Tage lang dauern und während der ersten 5—6 Tage am stärksten sind. Die Patienten leiden so stark, daß es ihnen manchmal unmöglich ist, auf dem Rücken zu liegen oder sich zu setzen und zu gehen. Bei verschiedenen Fällen versuchte ich die Anwendung des Morphins, um den Patienten Ruhe und Schlaf zu verschaffen. Da das Eusomin, dessen Mischung mit 606 von Herrn Prof. Ehrlich empfohlen wurde, uns in Kairo nicht zur Verfügung stand, so versuchten wir es durch Cocain zu ersetzen. Mit einem Zusatz von 0,03 dieses Mittels konnten wir ein zufriedenstellendes Resultat nicht erhalten. Der Schmerz war 12—24 Stunden nach

---

[1]) Die Schmerzhaftigkeit der intramuskulären Anwendung wurde durch neutrale Aufschwemmung von Wechselmann fast ganz beseitigt.       E.

der Injektion zwar erträglich, schwand aber die Wirkung des
Cocains, so wurden die Schmerzen wieder sehr heftig. Um diesen
Nachteil der intramuskulären Injektion zu umgehen, wandten wir
endlich die von Herrn Prof. Ehrlich empfohlene intravenöse
Methode an. Der erste Fall, welcher nach dieser Methode behandelt
wurde, war ein am 4. Tage des ersten Anfalls aufgenommener
Gefangener. Unmittelbar vor der Behandlung war seine Temperatur 40° C und bei mikroskopischer Untersuchung des Blutes
wurden eine große Zahl von Spirochäten gefunden. Die Infusion
war ganz schmerzlos und die Temperatur fiel nach 3 Stunden auf
Normal. Dann wurde das Blut genau untersucht, aber keine
Spirochäten gefunden. Am Morgen war die Temperatur unternormal und erfreute sich der Patient sehr guten Allgemein-
befindens. Er sagte, daß er die Nacht sehr ruhig verbracht und
keinerlei Schmerz gehabt habe.

Nach diesem einzigen Fall können wir natürlich nichts End-
gültiges äußern, aber wir glauben, daß das Mittel sich vorzüglich
bewähren wird, wenn auch bei weiteren Versuchen diese intravenöse Methode sich als unschädlich erweist.

Hier lassen wir die Fieberkurven der mit 606 behandelten
Fälle folgen:

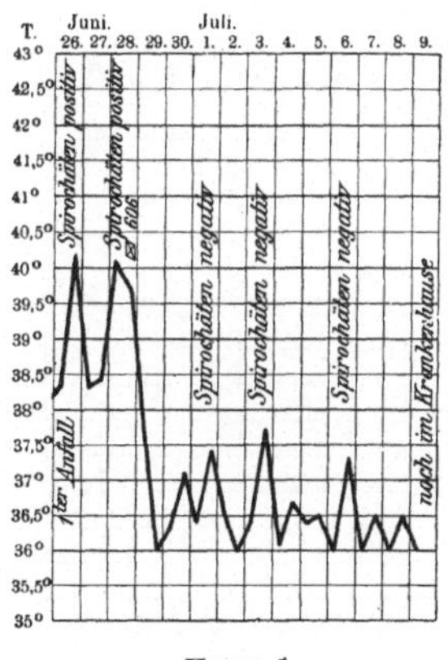

Kurve 1.

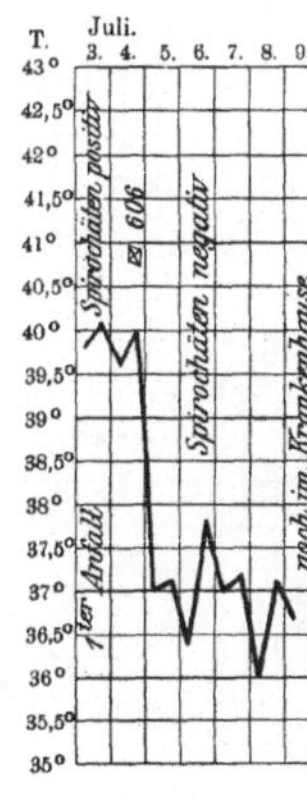

Kurve 2.

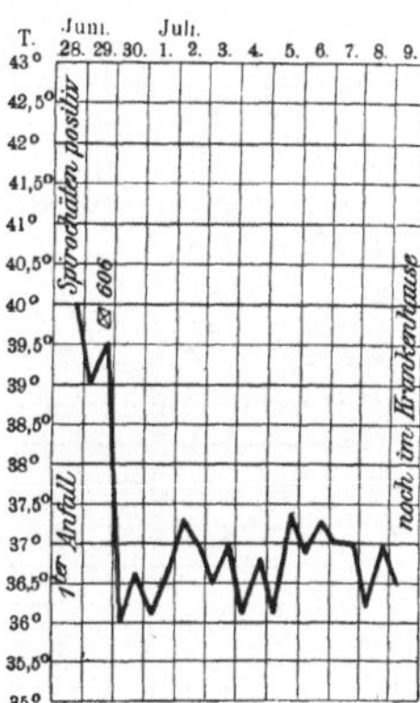

Kurve 3.

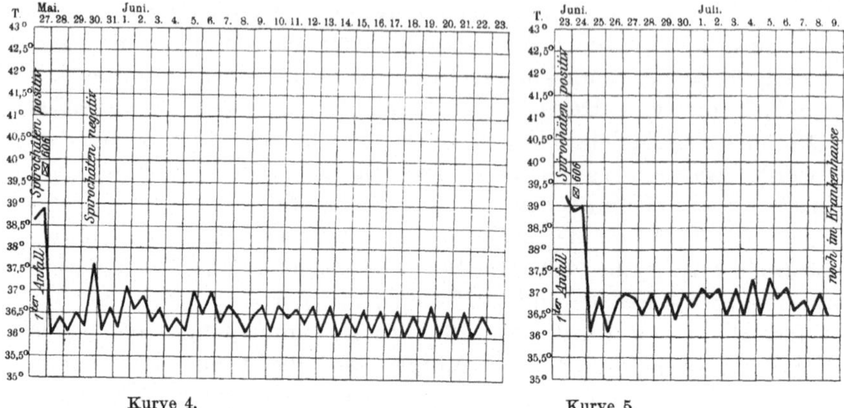

Kurve 4.          Kurve 5.

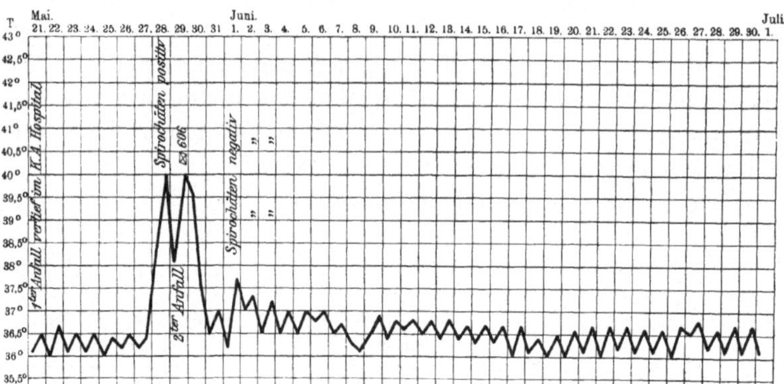

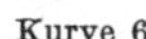

Kurve 6.

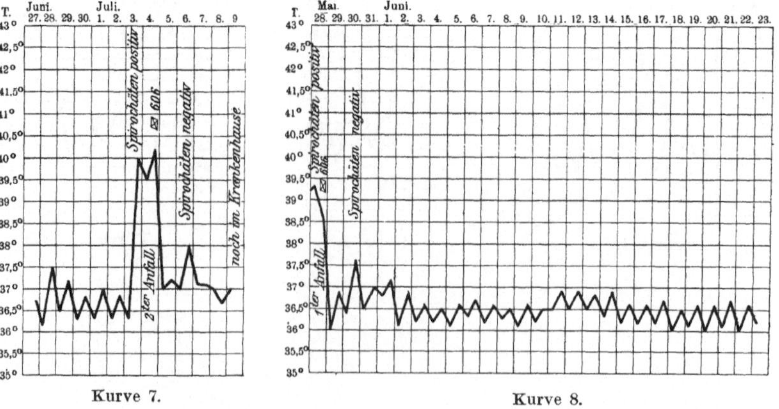

Kurve 7.          Kurve 8.

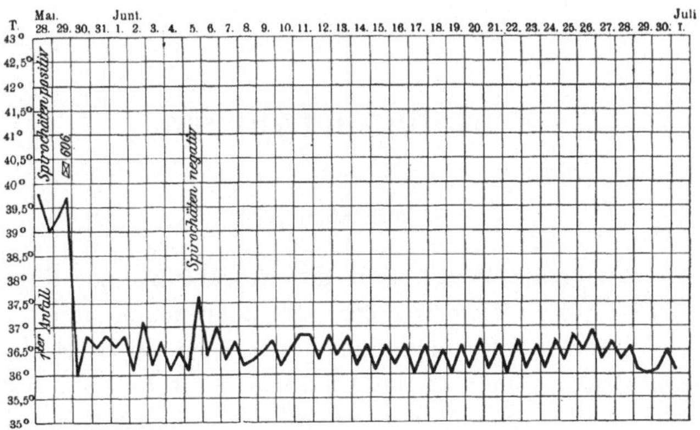

Kurve 9.

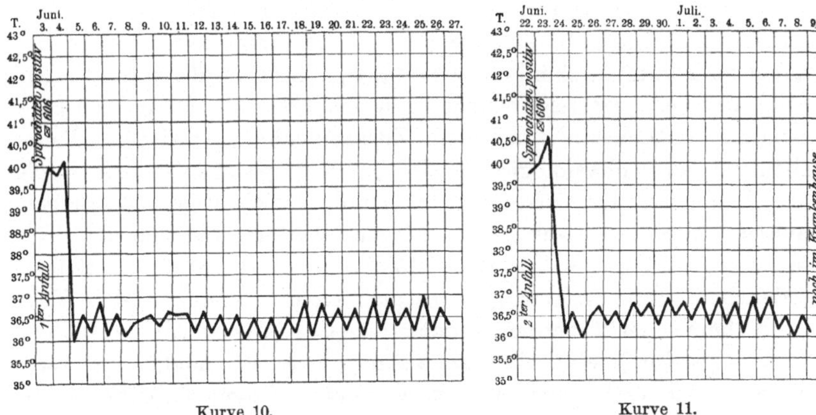

Kurve 10.

Kurve 11.

Kurve 12.

# Schlußbemerkungen.

Von

**Paul Ehrlich.**

Das vorliegende Werk stellt den Abschluß einer durch viele
Jahre fortgesetzten Richtung dar, die mich schon von den allerersten Anfängen meines medizinischen Lebens an beschäftigt hat.
In meinem dritten Semester kam ich durch die Lektüre der Arbeit
von Heubel über Bleivergiftung auf die Idee, daß die Art und
Weise, in der sich die Arzneimittel im Körper verteilen, von der
größten Bedeutung für die rationelle Ausbildung der Therapie
sein müsse. Diese Idee hatte mich so gepackt, daß ich, um ihr
näher zu kommen, ziemlich aus dem regulären Lauf des normalen
Studiums herausgerissen wurde. Ich hatte damals schon die Überzeugung, daß, wenn von einem Zusammenhange zwischen Konstitution und physiologischer Wirkung gesprochen würde, sich
als Mittelglied die Verteilung innerhalb der Gewebe einschieben
müsse. Allerdings waren die Schwierigkeiten, die sich der Er-
forschung dieses distributiven Moments entgegenstellten, außerordentlich große insofern, als es sich darum handelte, den Ver-
bleib chemischer Substanzen nicht nur etwa in Organen als solchen
— was ja durch eine chemische Analyse leicht möglich gewesen
wäre — zu verfolgen; es galt vielmehr, diesen Substanzen in
ihren letzten und feinsten Elementen nachzuspüren und für die
Zelle Klarheit zu schaffen de sedibus et causis morborum.

Beherrscht wird das ganze Gebiet von einem ganz einfachen,
ich möchte sagen selbstverständlichen Grundsatz. Wenn für die
Chemie das Gesetz gilt: corpora non agunt nisi liquida, so ist
für die Chemotherapie maßgebend: corpora non agunt nisi
fixata! Auf den speziellen Fall angewandt, soll letzteres heißen,
daß Parasiten nur von solchen Stoffen abgetötet werden können,
zu denen sie eine gewisse Verwandtschaft haben, dank deren sie
von den Bakterien verankert werden. Solche Stoffe bezeichne ich
als parasitotrop. Nun sind, wie erwähnt, alle Substanzen, die
zur Abtötung der Parasiten dienen, auch Gifte — d. h., sie haben

Verwandtschaft zu lebenswichtigen Organen, sind also gleichzeitig auch organotrop. Es ist ohne weiteres ersichtlich, daß nur solche Substanzen praktisch als Heilstoffe Verwendung finden können, in denen Organotropie und Parasitotropie in einem richtigen Verhältnis stehen. — Um nun praktisch weiter zu kommen, schien es notwendig, sich nicht mit diesen primordialen Vorstellungen zu bescheiden, sondern tiefer in den Mechanismus einzudringen und zu sehen, in welcher Weise die Arzneistoffe von den Zellorganen fixiert werden. Und hier waren es besonders die Trypanosomenstudien, vor allem die eingehende Untersuchung der arzneifesten Stämme, die zu ganz eindeutigen Vorstellungen über den Vorgang der Fixierung führten. Wie wohlbekannt ist, sind auf dem Gebiete der Trypanosomenstudien in den verschiedensten Laboratorien eine große Reihe von Stoffen — ich möchte sie auf mehrere Tausend beziffern — untersucht worden, und es sind manche dabei gefunden, die imstande sind, Heilwirkung bei trypanosomeninfizierten Tieren auszulösen. Wenn man aber genauer zusieht, so ist die Zahl der chemischen Stoffe, die diesen Zweck erreichen, doch eine minimale, indem es sich nur um eine sehr beschränkte Zahl chemischer Gruppen handelt, und zwar:

1. die Gruppe der Arsenikalien — in der historischen Reihenfolge: arsenige Säure, Atoxyl und dann später die neueren Substitutionsprodukte der Phenylarsinsäure, Arsacetin und Arsenophenylglycin und als letztes 606;

2. bestimmte Azofarbstoffe: das von Dr. v. Weinberg hergestellte Trypanrot, das von mir und Shiga untersucht wurde; Trypanblau, Trypanviolett von Mesnil und

3. bestimmte basische Triphenylmethanfarbstoffe: Parafuchsin, Methylviolett, Pyronin und andere von Dr. Benda dargestellte Substanzen.

Gegen alle diese drei Klassen ist es gelungen, in systematischer Weise spezifisch feste Trypanosomenrassen zu erzielen. So ist ein gegen Fuchsin gefestigter Stamm auch fest gegen die verwandten basischen Farbstoffe, nicht aber fest gegen die Azofarbstoffe und nicht fest gegen Arsenikalien.

Ein genaueres Studium zeigte nun — und es erwies sich hier besonders der gegen Atoxyl und Arsacetin feste Stamm als sehr geeignet —, daß man in dem Protoplasma der Trypanosomen bestimmte Gruppierungen — Chemoceptoren — annehmen muß, die für eine bestimmte Klasse besondere Verwandtschaft besitzen und fähig sind, solche an die Zelle zu verankern. So konnte ich nachweisen, daß die Arsenikalien aufgenommen werden durch einen „Arsenoceptor", der imstande ist, das Arsen in der dreiwertigen Form, wie es in der arsenigen Säure vorhanden ist, an sich zu fesseln. Diese Festigkeit der Trypanosomen kommt aber nicht etwa — wie ich klar erwiesen habe — dadurch zustande, daß der Arsenoceptor aus den Trypanosomenmassen ganz verschwindet, sondern derselbe bleibt erhalten und erfährt bei den für die Festigung notwendigen Aktionen nur eine rein chemisch zu denkende Herabminderung der Affinität zum Arsenrest. Diese Aviditätsverminderung erklärt in einfachster Weise, warum zur Abtötung der festen Trypanosomen viel größere Mengen des Arsenikals notwendig werden, denn die geringe Avidität kann eben nur durch einen entsprechenden Überschuß des Arsenikals überwunden werden, wenn die zur Abtötung der Parasiten notwendige Menge schließlich verankert werden soll.

Eine ganz hervorragende Rolle unter den abtötenden Mitteln spielen die Derivate der Phenylarsinsäure. Nachdem im Jahre 1903 Laveran den Nachweis erbracht hatte, daß arsenige Säure zwar eine ausgesprochen abtötende Wirkung auf Trypanosomen ausübe, daß dieselbe aber nicht stark genug sei, um eine Heilung der Tiere zu ermöglichen, gelang es im Jahre 1905 Thomas und Breinl, den wichtigen Nachweis zu erbringen, daß das Atoxyl, welches, in Deutschland von den Vereinigten Chemischen Werken Charlottenburg hergestellt, von Ferdinand Blumenthal toxikologisch und von Lassar auf seine therapeutische Wirkung untersucht worden war, im Tierexperiment auch eine deutliche Wirkung auf Trypanosomen ausübte. Ich selbst habe schon im allerersten Beginne — Januar 1903 — meiner Trypanosomenstudien in Gemeinschaft des Dr. Shiga Atoxyl verwandt, es aber fallen lassen, weil es im Reagenzglas keine abtötende Wirkung auf die Parasiten ausübte! Ich habe daher sofort, als mir das positive Resultat der englischen Autoren bekannt wurde, im Sommer 1905 das Studium des Atoxyls von neuem aufgenommen und mir die Aufgabe gestellt, neue, hierhergehörige Präparate aufzufinden, die heilkräftiger und weniger toxisch waren.

Für derartige Variationen schien aber nach der von den

Darstellern angenommenen Konstitution des Atoxyls als eines Metaarsensäureanilids nicht viel Aussicht auf Erfolg zu bestehen, insofern, als eben durch die Besetzung mit dem Säureradikal einerseits die Reaktionsfähigkeit der Amidogruppe ganz oder vollkommen aufgehoben sein mußte, und andererseits ein leichtes Abspringen der gleichen Gruppe unter dem Einfluß chemischer Maßnahmen zu erwarten stand.

Es war daher sehr überraschend, als ich die Beobachtung machte, daß unter dem Einfluß von salpetriger Säure eine Substanz entstand, die sich vollkommen verhielt wie eine Diazoverbindung und die insbesondere mit den üblichen Komponenten zu Gelb-Rot-Orange-Farbstoffen kuppelte, die als solche noch den Arsenrest enthielten. Ein solches Resultat war aber mit der damals herrschenden Auffassung des Atoxyls als Arsensäureanilid nicht vollkommen unvereinbar, da die Anilide, die anorganische Säurereste enthalten, vielfach ein anderes Verhalten zeigen als die übrigen, mit organischen Resten behafteten. So konnte z. B. bei der Diazotierung in salzsaurer Lösung die Phenylsulfaminsäure glatt in eine Diazobenzolsulfosäure übergehen, indem der Schwefelsäurerest von der Aminogruppe an den Benzolkern wanderte.

Eine eingehende Untersuchung, die in Gemeinschaft mit Dr. Bertheim durchgeführt wurde, zeigte, daß die Konstitution des Atoxyls, das inzwischen als die schon vor mehr als 30 Jahren von Béchamp hergestellte Substanz erkannt worden war, eine ganz andere sei, und zwar, daß es das Natriumsalz einer p-Aminophenylarsinsäure darstellte.

Die Bildung der p-Aminophenylarsinsäure erfolgt beim Erhitzen von arsensaurem Anilin und findet ihr restloses Analogon in der Bildung der p-Aminobenzolsulfosäure (Sulfanilsäure) beim Erhitzen von schwefelsaurem Anilin. Es wurde deshalb, der gebräuchlichen Terminologie sich anschließend, für die p-Aminophenylarsinsäure der Name Arsanilsäure gewählt.

Die Erkenntnis, daß das Atoxyl nicht ein chemisch indifferentes Anilid, sondern ein Aminoderivat der Phenylarsinsäure ist, eine sehr beständige und dabei äußerst reaktionsfähige Substanz, öffnete dann der chemischen und biologischen Bearbeitung ein weites Gebiet. Es gelang nun mit Leichtigkeit, durch Umformung und Eingriffe in die Amidogruppe zu einer sehr großen Reihe verschiedener Verbindungen zu gelangen, die alle Derivate der Phenylarsinsäure waren.

Hiermit war aber die Möglichkeit gegeben, von dem rein empirischen Herumprobieren Abstand zu nehmen und die chemische Synthese einzuführen. Mein therapeutisches Programm besteht darin, von Substanzen mit gewisser Wirksamkeit Homologe und Derivate der verschiedensten Art darzustellen, jede auf ihre Wirkung zu prüfen und, auf den so erhaltenen Resultaten fußend, zu versuchen zu immer optimaleren Heilkörpern zu gelangen. Das heißt also Zielen lernen, und Zielen lernen durch chemische Variation. Ich war von der Bedeutung und Wichtigkeit des chemischen Ausbaues der Phenylarsinderivate so überzeugt, daß dieses den Anlaß bot, die Fertigstellung des Speyerhauses nach Möglichkeit zu beschleunigen, um hier in größerem Maßstabe in rastloser und systematischer Arbeit vorwärts zu kommen. Die Auffindung des Diamidodioxyarsenobenzols ist die Frucht jahrelanger Mühe und Arbeit, und ich darf für mich, Bertheim und Hata, das ausschließliche Erfinderrecht in Anspruch nehmen. Wir stehen hier auf eigenstem Boden und können in dieser Beziehung irgendwelche Priorität nicht anerkennen. Wenn z. B. von manchen Seiten angegeben wird — und es ist dies, wie sich später zeigen wird, durchaus nicht zutreffend —, daß das Dioxydiamidoarsenobenzol dem Atoxyl nahe verwandt sei und daher die Synthese dieser Verbindung nichts als einen kleinen Fortschritt darstelle, so ist hier der wesentliche Punkt in Wegfall gekommen, nämlich der Umstand, daß dieser „kleine Fortschritt", nämlich die Erzeugung eines dem Atoxyl in jedem Falle ungeheuer überlegenen neuen Stoffes, das Resultat nicht einer Zufallsentdeckung, sondern recht umfänglicher zielbewußter synthetischer Arbeit gewesen ist. Daß 606 mit dem Atoxyl eine entfernte Verwandtschaft[1]) besitzt, ist selbstverständlich, denn eben die unsichere und bedenkliche Wirkung des Atoxyls bei Trypanosomenkrankheiten war ja für mich die Ursache, durch zweckmäßige Abänderung der an das Arsen gebundenen Reste ein sicheres und unbedenkliches Arsenmittel zu schaffen. Ich darf vielleicht hier, um meinen Standpunkt näher zu präzisieren, noch ein anderes Heilmittel zum Vergleich heranziehen. Das Quecksilber ist ja seit Jahrhunderten das bewährteste Mittel gegen Syphilis.

---

[1]) (Die übrigens nur darauf sich beschränkt, daß beide organische Arsenpräparate sind, sonst sind sie, wie unten ausgeführt wird, durchaus verschiedener Konstitution.)

Um die ihm anhaftenden Mängel zu beseitigen, sind und werden stets neue Derivate des Quecksilbers dargestellt. Wenn aber jemand in systematischer Weise — ähnlich wie ich das mit den Arsinsäureverbindungen getan habe — durch jahrelange Bearbeitung schließlich zu einer Quecksilberverbindung gelangt, die in einer unschädlichen Dose eine sichere Heilung der Syphilis auslöst, so wird er eine große Tat vollführt haben. Und wenn es jemand gelingt, vom Chinin ausgehend, zu neuen Substanzen zu gelangen, die eine vollkommene, schnellst erfolgende, sichere und dabei unschädliche Heilung des Sumpffiebers bedingen, so hat er das Recht des Erfinders und der Priorität, nicht aber die Indianer, die die Wirkung der Chinarinde aufgespürt, auch nicht die Gräfin del Cinchon, die es zuerst nach Deutschland brachte oder Caventon und Pellentier, die 1820 das Chinin zuerst dargestellt haben. Ich möchte diesen Standpunkt betonen gegenüber der oben erwähnten Anschauung, daß die Auffindung von 606 nur eine einfache Konsequenz der früher angestellten Atoxylversuche gewesen wäre. Re vera war aber die Aufklärung der Konstitution des Atoxyls durch mich die Achse des ganzen Fortschrittes.

## a) Chemisches über Dioxydiamidoarsenobenzol.

Bei der synthetischen Durchführung dieser Studien gelangte ich im Laufe der Untersuchungen, deren chemischer Teil von Dr. Bertheim, deren therapeutisch-biologischer von Dr. Hata ausgeführt wurde, zu dem Präparat „606", dem Dioxydiamidoarsenobenzol.

Man kann diese Substanz herstellen, indem man vom Atoxyl ausgeht, aber es ist ein langer und schwieriger Weg bis zum Ziel. Die erste Etappe auf diesem Wege ist die p-Oxyphenylarsinsäure, die auf zweierlei Art hergestellt werden kann, entweder indem das Atoxyl durch Behandlung mit salpetriger Säure in die p-Diazophenylarsinsäure übergeführt und aus dieser dann durch Umkochen die p-Oxyphenylarsinsäure gewonnen wird, oder aber, wie die Höchster Farbwerke gefunden haben, durch Einführung von Arsensäure in Phenol.

Behandelt man nun die p-Oxyphenylarsinsäure in geeigneter Weise mit Salpetersäure, so lassen sich je nach den gewählten Bedingungen ein oder zwei Nitroreste in die Substanz einführen. Zur Herstellung von „606" dient die Nitroverbindung; sie stellt ihrer Gruppierung nach eine Meta-Nitro-p-Oxyphenylarsinsäure dar, in ihr befindet sich die $NO_2$-Gruppe in Orthostellung zum Hydroxyl. Es ist mithin diese Substanz als ein Abkömmling eines Orthonitrophenols aufzufassen.

Durch fortschreitende Reduktion desselben gelangte man zum Dioxydiamidoarsenobenzol. Es gelingt, diesen Prozeß so zu leiten, daß verschiedene Zwischenprodukte faßbar sind, als deren erstes unter dem Einfluß gelinder Reduktionsmittel die p-Oxyamidophenylarsinsäure entsteht. Es ist dies eine Substanz, die leichtlösliche Salze bildet; sie enthält noch den fünfwertigen Arsenrest und ist relativ ungiftig. Durch einen weiteren Reduktionsakt gelingt es, die zweite Reduktionsstufe, das p-Amidophenylarsenoxyd zu gewinnen, das dann durch einen dritten Akt in die Arsenoverbindung, die das Präparat 606 darstellt, übergeführt werden kann. Folgendes Schema gibt die Formeln der hier geschilderten Verbindungen wieder:

I.

Paramidophenylarsinsäure.

II.

resp. deren Anhydrid

p-Diazophenylarsinsäure.

III.

Paraoxyphenylarsinsäure

IV.

Metanitro-p-oxyphenylarsinsäure.

V.

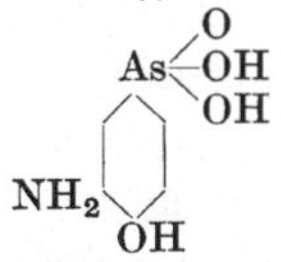

$$As{<}{\overset{O}{\underset{OH}{OH}}}$$

NH$_2$ —⬡— OH

Metamido-p-oxyphenylarsinsäure.

VI.

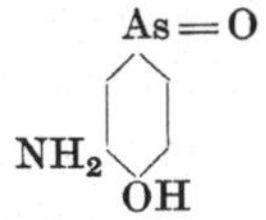

$$As = O$$

NH$_2$ —⬡— OH

Metamido-p-oxyphenylarsinoxyd.

VII.

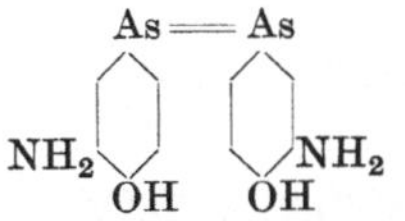

$$As = As$$

NH$_2$ —⬡— OH   OH —⬡— NH$_2$

Dioxydiamidoarsenobenzol = 606.

Aus diesen Daten geht hervor, daß vom chemischen Standpunkt aus das Präparat „606“ sehr weit vom Atoxyl entfernt ist, und nicht als demselben nahestehend oder verwandt bezeichnet werden kann, wie es von manchen Seiten geschieht. Ebensowenig, wie jemand behaupten wird, Anilin und Fuchsin wären chemisch nahe Verwandte, weil das Fuchsin aus dem Anilin gewonnen wird, ebensowenig wird jemand, der Verständnis für chemische Fragen hat, behaupten wollen, daß Atoxyl und Dioxydiamidobenzol chemisch sich nahestehen, wenn auch das erstere das Ausgangsmaterial bilden kann. Ich habe diesen Punkt hervorgehoben, weil eben die Betonung der nahen Beziehungen beider chemischen Substanzen die Gerüchte über Amaurosen verursacht hat, die hartnäckig in der Tagespresse auftauchten. Denn von der Tatsache ausgehend, daß das Atoxyl und seine Derivate — das Arsacetin und das Orsudan, ein homologes Methyl-Derivat — Amaurosen erzeugten, glaubte man ohne weiteres postulieren zu dürfen, oder zu sollen, daß eine diesen nahestehende Substanz dieselbe Schädigung bedingen müsse. Daß dies nun aber re vera nicht der Fall ist, spricht auch mit Deutlichkeit für die vollkommene Verschiedenheitbeider Präparate.

Es dürfte sich vielleicht empfehlen, auf die verschiedenen Momente hier einzugehen, die für die spirillocide Funktion der neuen Substanz von Einfluß sind. Nach allen unseren Versuchen, die wir über die Arsenikalien ausgeführt haben, kann es als sicher gelten, daß die abtötende Funktion im letzten Ende auf den in der Arsenogruppe enthaltenen dreiwertigen Arsenrest zurückzuführen ist. In dieser Beziehung ist noch zu bemerken, daß auch das entsprechende Arsenoxyd (Formel VI) eine außerordentlich starke spirillocide Fähigkeit entwickelt. Allerdings ist bei dieser Verbindung, einer bei unseren Versuchen im Speyerhaus gefundenen Gesetzmäßigkeit entsprechend, die Toxizität eine viel höhere, als diejenige der Arsenoverbindung, so daß es für die Behandlung der Syphilis und verwandter Spirillosen wohl nicht direkt, sondern höchstens als Kombinationsmittel mit der Arsenoverbindung in Betracht kommen kann.

Dagegen ist die entsprechende Verbindung, welche den fünfwertigen Arsenrest enthält — die p-Oxyamidophenylarsinsäure (Formel III) — zwar wenig toxisch, aber bei Mäusen ist eine wirkliche Sterilisierung nur mit sehr hohen Dosen, die hart an der Grenze des Ertragbaren stehen und oft noch zu einer chronischen Vergiftung führen, zu erzielen. Bei den behandelten Mäusen stellten sich nach der Injektion oft Zittern und drehende Tanzbewegungen ein. Bei Ratten wurde selbst durch zweimalige Injektion bei keinem Tiere eine dauernde Sterilisation erzielt.

Diese minimale Wirksamkeit läßt von vornherein das Präparat für eine Verwendung in der menschlichen Pathologie für ungeeignet erscheinen. Besonders aber spricht für die Unbrauchbarkeit des Präparates, abgesehen von den hohen und gefährlichen Dosen, die erst eine Sterilisierung auszulösen imstande sind, der Umstand, daß die Tiere das ominöse Zittern zeigen, welches auf eine Degeneration der Zentralorgane, insbesondere der Acusticus- und Opticuskerne hindeutet (Röthig). Die Erfahrung hat aber, wie ich früher mitgeteilt habe, gezeigt, daß derartige Verbindungen, die bei Mäusen diese Erscheinung hervorrufen, dem Menschen höchst gefährlich werden können, weil sie die so sehr gefürchtete Erblindung resp. Taubheit erzeugen können. Wenn also diese Substanz aus den genannten Gründen für die allgemeine Behandlung gar nicht in Betracht kommt, so halte ich es doch für möglich, daß sie unter bestimmten Bedingungen für die Lokalbehandlung gewisser Affektionen von Nutzen sein kann und daß sie vielleicht berufen ist, eine Lücke in der 606-Therapie auszufüllen, die dadurch gegeben ist, daß unter Umständen das im Blut kreisende Arsenderivat nicht in genügender Menge an die affizierten Stellen herangelangt und man daher auf eine lokale Therapie angewiesen ist. Das könnte z. B. der Fall sein bei der Keratitis parenchymatosa, bei der durch die ungenügenden Zirkulationsverhältnisse die in der veränderten Hornhaut befindlichen Spirochäten sich dem Einfluß des Mittels entziehen. Instillationen in die Hornhaut mit den obengenannten Reduktionsprodukten — Formel VI und VII — sind wegen der schweren Löslichkeit oder der reizenden Eigenschaft ausgeschlossen; dagegen ist die Arsinsäure als solche leicht löslich, nicht reizend und leicht resorbierbar. Sie kann daher die Hornhaut ohne Schwierigkeit durchdringen und in dieser dann durch das Reduktionsvermögen der Gewebe in die hochwirksame Arsenoxydverbindung übergeführt werden.

Die zweite wichtige Gruppierung ist die in der Parastellung befindliche Hydroxylgruppe. Es ist leicht zu erweisen, daß das Arsenophenol als solches eine starke spirillocide Wirkung ausübt. Allerdings hat dasselbe viele Nachteile: einmal ist es außerordentlich schwer, fast unmöglich, es in der genügenden Reinheit in größerem Maßstabe herzustellen; dann ist es aber auch außerordentlich giftig und unterliegt in gelöster Form leicht einer Oxydation. Das dabei entstehende Oxydationsprodukt, das p-Oxyphenylarsenoxyd, besitzt eine außerordentlich entzündungserregende Wirkung.

Es galt daher, gemäß einem Prinzip, das ich seit langen Jahren befolge, „oben (am Arsenrest) giften, unten (am Benzolrest) entgiften", in das Arsenobenzol gleichzeitig Substituenten einzuführen, die

a) die Gesamttoxizität herabsetzten;
b) die spirilliciden Eigenschaften erhöhten und
c) eine größere Haltbarkeit der Verbindung bedingten.

Ich habe eigentlich seit langen Jahren, gewissermaßen instinktiv, immer die Vorstellung gehabt, daß bei therapeutisch wirksamen Benzolderivaten, welche zwei differente pharmakodynamische Substituenten enthalten, von denen einer salzbildend wirkt (OH-, $NH_2$-Gruppe), eine Erhöhung der Wirkung eintreten müßte, wenn ein dritter Substituent in Orthostellung zur salzbildenden Gruppe tritt. Den ersten Hinweis auf die Bedeutung der Orthostellung ergab das Studium des Trypanrots und seiner

Homologen, da hier der Azorest in die Orthostellung zur Amidogruppe des Naphthalins eintritt. Dies ist auch der Fall bei dem
von Mesnil gefundenen Trypanblau, nur mit dem Unterschied, daß es sich bei letzterem um einen Orthooxyfarbstoff
handelt, wie aus den Formeln hervorgeht:

$$NH_2 \quad OH \qquad\qquad\qquad\qquad\qquad\qquad OH \quad NH_2$$
$$SO_3Na \quad\quad NaSO_3 \;{-}N{=}N{-}\quad\quad\quad\quad{-}N{=}N{-}\; SO_3Na \quad\quad NaSO_3$$
$$CH_3 \qquad\qquad\qquad CH_3$$

(Trypanblau)

$$N{=}N \quad\quad\quad\quad\quad\quad SO_3H \;\; {-}N{=}N$$
$$SO_3Na \quad NH_2 \quad NaSO_3 \qquad H_2N \quad SO_3Na \quad NaSO_3$$

(Trypanrot)

Außerdem hat sich auch gezeigt, daß das Parafuchsin eine
weit stärkere Wirkung entfaltet, wenn Halogenreste in Orthostellung zur $NH_2$-Gruppe treten. Diese Gesichtspunkte haben mich
auch vorwiegend bei dem Ausbau der para-substituierten Derivate
der Phenylarsinsäure (p-Amidophenylarsinsäure, p-Oxyphenylarsinsäure) geleitet. Es hat sich dabei gezeigt, daß eine Reihe
von Orthosubstituenten, die Methyl- und Nitrogruppe die
Wirkung der Arsanilsäure verschlechterten, also dystherapeu-
tisch wirken, während die Halogene einen deutlichen Fortschritt
in der gewollten Richtung darstellen, also eutherapeutisch
wirken.

Von besonderer Bedeutung war es, daß bei Einführung von
Halogenresten, z. B. Jod in den Komplex des Arsenophenols, das
sowohl auf Spirochäten als auch auf Trypanosomen eine erheb-
liche kräftige Wirkung ausübt, die trypanocide Funktion fast vollkommen schwindet, während die spirillocide Kraft stark erhöht
wird. Daß diese Vergleichsversuche an der nämlichen Tierspezies, der Maus, ausgeführt wurden, sei als selbstverständlich
bemerkt. Das Resultat kann daher nur folgendermaßen gedeutet
werden: Durch den Eintritt des Halogens wird die Avidität des
Arsenrestes verringert, so daß derselbe durch den Arsenoceptor
in sehr vermindertem Maße oder gar nicht mehr aufgenommen
wird. Andrerseits wird aber die Verbindung durch einen Halogeno-

ceptor der Spirillen primär verankert, dessen Vorhandensein man aus den Erfolgen der Jodtherapie bei Syphilis bereits vermuten konnte[1]).

Es wurde aber das weitere Studium der Halogenderivate verlassen, weil es sich zeigte, daß die Einführung von Amidoresten in Orthostellung zur Hydroxylgruppe ein eutherapeutisches Maximum darstellte. So entstand das Präparat 606, das Dioxydiamidoarsenobenzol, dessen Synthese, wie aus dem Geschilderten hervorgeht, keine ganz einfache war. Es darf wohl in dieser Beziehung darauf hingewiesen werden, daß nach dem Arsenophenylglycin, welches in der Reihe der geprüften Arsenikalien die Nummer 418 trägt, fast 200 und häufig sehr komplizierte Derivate der Phenylarsinsäure hergestellt und biologisch und therapeutisch geprüft werden mußten, bevor das optimal wirksame Produkt, Nr. 606, synthetisiert werden konnte.

## b) Chemotherapie der Trypanosomenerkrankungen und ihre Konsequenzen. Übertragung auf Spirillenerkrankungen.

Wie allgemein bekannt ist, habe ich im Verein mit meinen Mitarbeitern meine Studien hauptsächlich an Trypanosomen angestellt, und zwar einerseits, weil gerade diese Parasiten durch ihre biologischen Eigenschaften dem Studium besondere Vorteile darbieten, und dann vorwiegend aus dem Grunde, weil es möglich ist, gerade bei diesen Infektionen die Versuche an den verschiedensten Tierspezies durchzuführen, und dies sogar bei einigen von ihnen — Mäusen und Ratten — in sehr großem Maßstabe. Ich verzichte hier darauf, näher auf die Tierversuche einzugehen. Aus ihnen geht hervor, daß im Gegensatz zum Atoxyl bei Mäusen schon mit relativ einfachen Derivaten der Arsanilsäure, insbesondere dem Acetylprodukt der Paraoxybenzylidenverbindung, dem Harnstoffderivat, Tiere selbst bei schwerer Infektion durch eine einmalige Injektion dauernd sterilisiert werden können. Dagegen versagen alle diese Stoffe bei Infektionen, die mit arsenfesten Stämmen

---

[1]) In diesem Zusammenhang sei vielleicht an die bekannten Versuche Baumanns erinnert. Nach diesen paaren sich die halogenierten Benzole im Körper des Hundes mit dem Cystinrest, während das Benzol selbst und seine Homologen sich nicht so verhalten. Es ist dies ein Hinweis darauf, daß in der Tat bestimmte chemische Reste imstande sind, mit halogenierten Verbindungen chemische Synthesen einzugehen.

gemacht worden sind. Nach dieser Richtung hin wies das Arsenophenylglycin einen erheblichen Fortschritt auf, indem es mit seiner Hilfe gelang, bei verschiedenen Tierspezies, Mäusen, Ratten, Kaninchen, die Therapia sterilisans magna durchzuführen[1]). In seiner diesbezüglichen Arbeit über Heilversuche mit Arsenophenylglycin äußert Röhl:

„1. Das Arsenophenylglycin heilt mit Sicherheit bei einmaliger Injektion ungefährlicher Dosen selbst schwere Trypanosomenerkrankungen bei Mäusen und Kaninchen. Meerschweinchen waren schwerer heilbar.

2. Die prophylaktische Wirkung des Arsenophenylglycins, an Mäusen geprüft, ist anhaltender als die der übrigen bekannten Trypanosomenheilmittel und erstreckt sich auf einige Tage.

3. Ein gegen arsanilsaures Natrium und Arsacetin vollkommen fester Trypanosomenstamm konnte bei Mäusen und Kaninchen leicht durch Arsenophenylglycin abgetötet werden, doch waren beim Kaninchen hierfür größere Dosen erforderlich als für den nichtfesten Ausgangsstamm.“

Auch bei Infektionen von Hunden, die bekanntlich sonst von Arsenikalien so schwer beeinflußt werden, kann man, wie insbesondere Breinl und andere gezeigt haben, ausgezeichnete Heilresultate erzielen. — Sehr wichtig ist es, daß ferner — wie aus den Versuchen von Mesnil hervorgeht — bei Affen, die mit Trypanosoma gambiense infiziert waren, und die erst bei ziemlich fortgeschrittener Erkrankung in Behandlung genommen wurden, sich noch außerordentlich günstige Heilresultate ergaben. Ich habe daraufhin die Arsenophenylglycinbehandlung in größerem Maßstabe bei Tierseuchen erproben lassen. Bei diesen, in verschiedenen Ländern ausgeführten, Versuchen stellte sich die wichtige Tatsache heraus, daß die verschiedenen Trypanosomenarten von Natur aus eine ganz verschiedene Resistenz gegen Arsenikalien besitzen, oder mit anderen Worten, daß von Natur aus arsenfeste Stämme vorkommen können. So ist z. B. das gewöhnliche Trypanosoma Lewisi ab origine von hoher Arsenfestigkeit, so daß es fast nicht möglich ist, diese Infektion mit Arsenophenylglycin zu heilen.

---

[1]) Heilversuche mit Arsenophenylglycin bei Trypanosomiasis, Zeitschr. f. Immunitätsforschung u. experim. Ther., I. Teil, Originale **1.**

Nun ist es ja selbstverständlich, daß die Heilungschancen um so ungünstiger werden, je höher die natürliche Arsenfestigkeit der betreffenden Trypanosomenrasse ist. So hatte mir schon vor längerer Zeit Mesnil mitgeteilt, daß nach den Versuchen von Dr. Bouffard es nicht möglich sei, Kälber, die mit Trypanosoma Cazalboni oder Congolense infiziert waren, selbst durch die größtmöglichst ertragene Dosis von Arsacetin — 0,05 — zu heilen. Und analoge Resultate sind auch von Laveran mitgeteilt worden.

Natürlich ist diese Verschiedenheit der Rassen ein außerordentliches Hemmnis für die Auffindung einer einheitlichen Therapie. Es ist hier unmöglich, etwa ein allgemeines Rezept aufzustellen, um natürliche Trypanosomenerkrankungen bei Tier und Mensch einheitlich zu behandeln. Im Gegenteil wird es hier notwendig sein, für jede Gegend ihren besonderen Heilplan aufzustellen und zu erproben. Es sind in dieser Richtung drei Möglichkeiten vorhanden:

1. Es liegt der Casus faustus vor, das heißt zur Heilung genügt eine einzige Injektion einer Dosis, die die Hälfte bis ein Drittel der Dosis tolerata beträgt. — Solche Fälle sind bei den Laboratoriumsversuchen häufig von den verschiedensten Seiten konstatiert worden. Auch bei den Versuchen von Strong - Manila an Cynomolgus philippensis, die mit Surra infiziert waren, scheint die Dose von 0,1 bis 0,12, etwa die Hälfte der Dosis letalis, zu genügen, um in 90% durch eine einmalige Injektion Heilung auszulösen.

2. Es liegt der Casus dubius vor: Das Mittel kann wohl eine Heilung auslösen, aber die hierzu notwendige Dosis nähert sich sehr der toxischen. Eine solche Therapie kann zwar im Tierversuch noch mit Vorteil ausgeführt werden, aber beim Menschen ist sie wegen der immerhin erheblichen Gefahren, die mit individuell verschiedener Überempfindlichkeit zusammenhängen, zu perhorreszieren. Einen solchen Fall von Casus gravis stellen die Versuche Strongs dar, die er bei einer kleinen Surraepidemie angestellt hat: von den Pferden konnte ein erheblicher Teil der Heilung zugeführt werden.

3. Wir haben den Casus infaustus, d. h. den Fall, in dem die Widerstandskraft der Parasiten eine so hohe ist, daß das Arsenikale als solches vollkommen versagt.

Es wird sich also bei der praktischen Erprobung jeder Therapie darum handeln, festzustellen, in welche der drei Kategorien die Behandlung fällt, und danach entsprechende Maßnahmen ev. Modifikationen zu treffen.

Insbesondere würde es sich beim Casus II an erster Stelle darum handeln, neben den Arsenikalien einen Kombinationsstoff anderer Kategorie anzuwenden, der nach den vorliegenden Tierversuchen die Heilchancen begünstigt.

Genau dasselbe scheint auch beim Menschen der Fall zu sein, die von Trypanosoma gambiense infiziert wurden. Aus den Versuchen, die mir durch gütige Vermittlung des Reichskolonialamtes mitgeteilt wurden, scheint hervorzugehen, daß die Differenzen in der Behandlungsfähigkeit je nach der Lokalität ganz außerordentlich verschieden sind. So sind z. B. nach den Berichten von Herrn Dr. v. Raven die Trypanosomen, die in Togo vorkommen, durch Arsenophenylglycin leicht beeinflußbar, und Ähnliches dürfte auch nach den Mitteilungen von Ayres Kopke für die Insel Principe Geltung haben. Die Togoform, welche auch epidemiologisch eine Sonderstellung einnimmt, wird also weit leichter zu bekämpfen sein als die ostafrikanische und die Kongoform, die von Professor Broden eingehend bearbeitet ist.

Aus den Versuchen von Dr. v. Raven, die er in Togo in ausführlicher Weise vorgenommen hat, scheint hervorzugehen, daß man eine bestimmte und ziemlich hohe Dosis Arsenophenylglycin einmal, resp. in Form einer Doppelinjektion den Patienten zuführen muß, um eine dauernde Sterilisierung zu erreichen. Ich entnehme seinem Bericht, „daß Dosen unter 40 mg pro Kilogramm Körpergewicht nicht imstande sind, in jedem Fall eine dauernde Sterilisierung auszulösen, während Gaben über 60 mg pro Kilogramm schon ausgesprochene Intoxikation zur Folge hat. Mengen von 50—58 mg vermochten bei 7 Fällen keine Vergiftungserscheinungen auszulösen. Man ist daher wohl berechtigt anzunehmen, daß die in jedem Fall ohne Gefahr anwendbare und daher stets anzuwendende Dosis Arsenophenylglycin bei 50—55 mg pro Kilogramm Körpergewicht liegt. Die Erscheinung, daß in einer Anzahl von Fällen weit geringere Mengen als die soeben festgesetzten einen — soweit dieses schon jetzt zu beurteilen ist — günstigen Erfolg gezeitigt haben, kann die Allgemeingültigkeit der Forderung, in jedem Falle die bis jetzt allein als sicher wirkend erkannte Dosis von

50—55 mg pro Kilogramm anzuwenden, nur wenig beeinträchtigen, da es vor allem darauf ankommt, mit einem maximalen Prozentsatz von definitiven Heilungen rechnen zu können. Daß in diesem oder jenem Falle eine geringere Menge zur dauernden Sterilisierung ausgereicht haben würde, ist von vornherein niemals zu erkennen und daher das Rechnen mit dieser Möglichkeit völlig belanglos. Ein Zuviel des Medikaments in diesen immerhin vereinzelten Fällen ist jedenfalls für die Gesamtheit der Schlafkranken und die Bekämpfung der Seuche vorteilhafter als ein Zuwenig für die Mehrzahl der Fälle aus Besorgnis, dieser Minderheit größere Mengen, als bei ihr erforderlich, verabfolgen zu müssen. Der Erfolg der kleinen Dosen bei einer Anzahl von Fällen mag mit der relativen Frische der Infektion bei diesen zusammenhängen. Weitere Beobachtungen werden zeigen müssen, ob die streng durchgeführte Anwendung der Dosis von 50—55 mg pro Kilogramm die Zahl der Rezidive bzw. Mißerfolge auf ein Minimum herabzudrücken vermag, oder ob man genötigt sein wird, selbst auf die Gefahr hin, bei einigen Fällen Intoxikationen zu erzielen, mit der Injektionsmenge noch näher an die toxische Dosis heranzurücken. Meines Erachtens dürfte dieses letztere hier in Togo nicht der Fall sein.‘‘

Diese Beobachtungen sind meiner Ansicht nach von prinzipieller Wichtigkeit, da hierdurch der Beweis erbracht worden ist, daß auch bei Schlafkrankheit — vorausgesetzt eine günstige Form der Trypanosomen — eine dauernde Sterilisierung möglich ist.

Viel ungünstiger lauten dagegen die Nachrichten aus Deutsch-Ostafrika und vom Kongo, so daß man annehmen muß, daß hier Trypanosomen von einer höheren Widerstandsfähigkeit vorliegen. Allerdings mögen die ungünstigen Resultate in Deutsch-Ostafrika zum Teil damit in Zusammenhang stehen, daß das Material stellenweise aus vorgeschrittenen Fällen — solchen des 2. und 3. Stadiums — bestand. Etwas günstiger sind die Erfahrungen in Leopoldville, wo Professor Broden mit unermüdlichem Eifer die Arsenophenylglycintherapie ausprobiert und zunächst die Dosis maxima tolerata festgestellt hat. Aber es scheint, daß diese Dosis auch bei frischen Fällen, das heißt solchen, bei denen das Zentralnervensystem intakt und die Spinalflüssigkeit vollkommen normal (keine Lymphocytose, keine Trypanosomen) war, nicht mehr zur Sterilisierung ausreicht. So zeigte ein Missionar, dem bei ganz frischer Erkrankung 3,0 injiziert worden war, nach etwa

6 Wochen ein typisches Rezidiv. Eine weitere Erhöhung der Dose ist wegen der Gefährdung nicht möglich. Broden ist daher dazu übergegangen, eine Kombinationstherapie auszubilden, die besonders günstig erscheint.

Nach seinen neuesten Nachrichten scheint das von Dr. Benda hergestellte Tryparosan, ein Dichlorparaosanilin, das zuerst von Browning und später ganz eingehend von Röhl im Tierversuch geprüft worden ist, in dieser schwierigen Situation besondere Vorteile zu bieten. Broden teilt mir hierüber mit:

„Ich verfahre jetzt in folgender Weise: Ganz neue, nicht behandelte Trypanosomenkranke bekommen für 3 Tage jeden Tag 8—9 g Tryparosan per os. Während der Tryparosanbehandlung oder nach derselben — also eventuell am 4.—5. Tage — Einspritzung von 2 Dosen Arsenophenylglycin.

Die Einspritzung erfolgt intramuskulär oder ins Blut. Einige Kranke erhalten einfach $2 \times 1$ g, andere $2 \times 0{,}02$ oder $0{,}03$ g pro Kilogramm.

Mehrere meiner Kranken im ersten Stadium sind nach 4,5 oder 6, auch 7 Monaten in ‚guérison apparente‘, das ist ausgezeichneter Allgemeinzustand, Zunahme des Körpergewichts, periphere Sterilisation, normale Cerebrospinalflüssigkeit.

Andere Kranke, in nicht zu sehr vorgeschrittenem Zustand, haben sich ziemlich erholt; Zunahme des Körpergewichts, periphere Sterilisation, aber anormale Cerebrospinalflüssigkeit. Mehrere solcher Kranken melden sich wieder arbeitsfähig und bitten, das Spital verlassen zu dürfen.“

Ich habe daher die Hoffnung, daß die Prinzipien, die ich für die Chemotherapie von Anfang an aufgestellt hatte: durch einen möglichst kräftigen Schlag eine Sterilisation des Körpers und damit volle Heilung zu erzielen, sich auch hier noch bewähren dürfte. Wenn man in diffizilen Fällen mit einem einzigen Heilstoff nicht zum Ziele kommt, hat eine rationelle Kombinationstherapie in Aktion zu treten. Sich unter allen Umständen auf die Anwendung eines einzigen Mittels zu kaprizieren, scheint mir der Sachlage nicht zu entsprechen und wäre ebenso unlogisch, als ob man eine Schlacht nur mit einer einzigen Truppengattung durchführen wollte. Es handelt sich bei der Bekämpfung der Parasiten darum, dieselben gleichzeitig möglichst von allen Seiten anzugreifen. Allerdings wird ein solches konzentriertes Vorgehen, wie es dem Sinne der

Therapia magna sterilisans entspricht, immer etwas Brüskes an sich haben, das dem bisher herrschenden therapeutischen Axiom, wie es in der Bekämpfung der Infektionskrankheiten, in den lang fortgesetzten Quecksilberkuren, in der Malariabehandlung, in den Atoyxlkuren bei Schlafkrankheit zum Ausdruck kommt, widerspricht und welches daher als ungewöhnlich einen großen Widerstand hervorgerufen hat. Nur wenig Ärzte — und ich habe hier an allererster Stelle Guido Baccelli zu erwähnen — haben eine mehr heroische Therapie in den letzten Zeiten ins Auge gefaßt.

Auf jeden Fall war es aber doch von großer Wichtigkeit, daß in Ostafrika Versuche gemacht worden sind, die Effekte eines milderen Vorgehens zu studieren und auch mit dem Arsenophenylglycin die eigentlich naheliegende Etappenbehandlung durchzuführen. Leider hat sich aber dabei herausgestellt, wie aus den Versuchen von Professor Kleine, Dr. Eckard, Dr. Ullrich und Dr. Scherschmidt hervorgeht, daß bei dem Arsenophenylglycin dieser Weg nicht gangbar ist, indem durch häufige Anwendung kleiner Dosen Überempfindlichkeit hervorgerufen wird, die bei weiter fortgesetzter Behandlung zu außerordentlich gefährlichen Erscheinungen führen kann, insbesondere zu schweren Hautaffektionen oder Leberentzündungen. Es tritt dann der eigentümliche Fall ein, daß eine ganz kleine Dose, die bei einem nicht vorbehandelten Menschen ganz unbedenklich ist, die allerschwersten Folgen nach sich ziehen kann. — Einem Brief von Herrn Dr. v. Raven vom 7. Dezember 1909 entnehme ich in dieser Beziehung folgendes:

„Was nun die Dosierung des Arsenophenylglycins betrifft, so bin ich nach verschiedenen Versuchen auch zu der Überzeugung gekommen, daß die einmalige Anwendung in möglichst hoher Dosis und eine eventuelle Wiederholung der Injektion bei Wiederauftreten der Parasiten der empfehlenswerteste Modus ist. Erwachsene vertragen fast ausnahmslos je 1,0 g an 2 aufeinanderfolgenden Tagen, oder mit 1 Tag Zwischenpause ohne jede Störung, während häufiger wiederholte Injektionen in 10, 20 und 30 tägigen Zwischenzeiten in einem großen Prozentsatz der Fälle ernste Störungen im Gefolge haben. Ebenso sind häufig wiederholte kleine Dosen durchaus zu verwerfen. Ich habe eine Serie von 20 Kranken mit jeden dritten Tag wiederholten Injektionen von 0,3 g zu behandeln versucht. Schon nach der 3., 4. und 5. Injektion mußte ich die Behandlung aufgeben, da drohende Störungen bei 6 Kranken eintraten.“

Wie aus diesem Bericht ersichtlich ist, wird eine Doppeljektion von 1,0, also in toto = 2 g gut ertragen, während bei verzettelten Dosen schon weit kleinere Mengen, 0,9—1,2 g gefährlich werden können. — Diese Erscheinung, die offenbar mit der Eigenart des Menschen zusammenhängt und die bei den außerordentlich zahlreichen Tierversuchen nie zutage getreten ist, begründet sich vielleicht darin, daß das Arsenophenylglycin und ähnliche Verbindungen im Gegensatz zum Atoxyl relativ lange in den Organen sitzen bleiben und so eine biologische Umstimmung bedingen können. Die zweite Injektion trifft also nicht mehr eine vollkommen normale Zelle, sondern schon ein gereiztes Organ und kann eine weitere, zunächst immer noch latent bleibende Schädigung hervorrufen, bis dann schließlich die Summe der Partialschädigungen so groß geworden ist, daß schließlich auch eine ganz kleine Injektion den Schaden zum Ausbruch bringt. Diese Summation erinnert, um einen groben Vergleich heranzuziehen, an die frühere barbarische Methode der Züchtigung, indem die Stockschläge im Laufe mehrerer Tage immer auf dieselbe Stelle appliziert wurden, so daß jede folgende Züchtigung ein immer mehr alteriertes und entzündetes Hautorgan antraf.

Soweit ich es jetzt übersehen kann, ist die Etappenbehandlung bei Arsenophenylglycin in der Zukunft zu verlassen, und zwar sind es besonders drei Momente, die hier in Betracht kommen:

1. der Umstand, daß eine bestimmte Dose, die bei einmaliger Anwendung nicht ausreicht, den Körper von Parasiten zu befreien, dazu auch nicht imstande ist, wenn sie häufiger wiederholt wird;

2. der schließliche Eintritt der Überempfindlichkeit, der, abgesehen von den obenerwähnten Gefahren, dem Organismus auch noch weiteren Schaden bringt,

   a) indem es unmöglich wird, die für die Vernichtung der Trypanosomen nötigen weiteren Steigerungen zu den wirksamen Dosen vorzunehmen,

   b) indem bei dem überempfindlichen Organismus durch die erhöhte Arsenavidität der Organe das Arsenophenylglycin von den Parasiten abgelenkt und diese so der Wirkung desselben entzogen werden;

3. die Möglichkeit des Eintrittes einer Arsenfestigkeit der Trypanosomen, wodurch eine erfolgreiche Behandlung mit Arsenikalien erschwert oder unmöglich gemacht wird.

Weiterhin hat sich bei den schwerer beeinflußbaren Fällen herausgestellt, daß es notwendig und zweckmäßig ist, möglichst frühe Stadien der Erkrankung zu wählen. In diesem Sinne habe ich mich auch schon in meinem, vor der deutschen Tropenmedizinischen Gesellschaft in Berlin am 7. April 1909 gehaltenen Vortrage[1]) S. 115 geäußert. Ich sagte:

„Wir sollten uns aber die Arbeit nicht unnütz erschweren dadurch, daß wir diese Therapie zunächst an Fällen ausprobieren, die, schon länger behandelt, oft rückfällig geworden sind und die nach meiner Ansicht dem therapeutischen Vorgehen große Schwierigkeiten bieten können. Gerade bei den Tierversuchen habe ich mich vielfach überzeugt, daß die Behandlung der Rezidive bei verschiedenen Tierspezies — z. B. der Maus, nicht Kaninchen! — ganz besondere Schwierigkeiten bietet; so außerordentlich leicht es ist, eine Maus primär zu behandeln und auch noch wenige Stunden vor dem Tode mit Sicherheit der Heilung zuzuführen, so schwer und unsicher ist die Behandlung eines Rezidivs, selbst bei ganz minimalen Mengen von Trypanosomen. Wenn wir daher die systematische Sterilisation der menschlichen Schlafkrankheit versuchen wollen, so würde es sich zunächst darum handeln, diese Sterilisierung nur an ganz frischen, noch nicht vorbehandelten Fällen zu erproben. Erst dann, wenn hierbei gute Resultate erzielt sind und an solchen die beste Behandlungsmethode ausprobiert ist, kann man sich auch den schwierigeren Aufgaben zuwenden. Wenn von Anfang an zu große Anforderungen an die Leistungen eines Mittels gestellt werden, kann es nicht wundernehmen, daß dasselbe versagt. Ist doch auch der praktische Nutzen des Tuberkulins, welches jetzt als Heil- und diagnostisches Mittel sich immer glänzender bewährt, im Anfang dadurch verdunkelt worden, daß in Kliniken und Krankenhäusern viel zu schwere, überhaupt nicht mehr heilbare Fälle an erster Stelle der Behandlung unterworfen wurden."

Wie aus dem Vorhergehenden ersichtlich, habe ich mich bemüht, mit Hilfe des Arsenophenylglycins möglichst ausgedehnte Er-

---

[1]) Archiv f. Schiffs- und Tropenhygiene. **13**, 1909, Beiheft 6.

fahrungen im Tierversuch und am Menschen zu sammeln. Es war
meine Absicht, an relativ einfach liegenden Fällen möglichst um-
fassende und genaue Anschauungen über die Chemotherapie der
Trypanosomenerkrankungen zu gewinnen, um von diesen dann
auf andere Erkrankungstypen überzugehen. Ein ähnliches Verfahren ist vielfach schon bei schwierigen wissenschaftlichen Fragen
eingeschlagen worden. So ist — um nur ein Beispiel zu erwähnen
— die Einführung der Serumtherapie durch Behring und seine
Mitarbeiter zuerst bei Tetanuserkrankten erprobt, und nachdem
hier die schwierigen Vorfragen erledigt waren, dann mit relativer
Leichtigkeit die Serumtherapie der Diphtherie in Angriff genommen.

Es lag für jeden Fachmann nahe, die gewonnenen Erfahrungen
auf ein Gebiet zu übertragen, das gerade durch die glänzenden
Entdeckungen der letzten Jahre nach der ätiologischen und experimentellen Seite eine unerwartete Förderung erfahren hatte.
Es waren das die Spirillenkrankheiten und ganz besonders die
Syphilis . Der wichtigste Nachweis, den uns der unserer Wissenschaft so früh entrissene Fritz Schaudinn gebracht hatte, daß
die Syphilis eine Spirochätenerkrankung sei, die Schaudinnsche
Hypothese, daß Trypanosomen und Spirochäten in nahen Beziehungen zueinander stünden, die von Roux und Metschnikoff
gefundene Übertragbarkeit der Syphilis auf Affen eröffnete die
Möglichkeit, die Syphilis in den Kreis der chemotherapeutischen
Bestrebungen einzubeziehen. Auch nach der rein chemischen Seite
bestehen ja vielfache Verwandtschaften zwischen Syphilis und
Trypanosomen. So hat, um nur einen von vielen anzuführen,
Spielmeyer im Jahre 1906[1]) darauf hingewiesen, daß die infolge
von Trypanosomeninfektion eingetretenen degenerativen Veränderungen des Zentralnervensystems bei Hunden denen der
postsyphilitischen Tabes vollkommen gleich sind, und im An-
schluß hieran noch erwähnt, daß auch andere Parallelen zwischen
Trypanosomeninfektion und luetischer Erkrankung bestehen. Er
erinnerte hier zunächst an die Beschälseuche, die Dourine, bei der
die Tiere sich beim Geschlechtsakt infizieren, und zuerst lokal, dann
allgemein an einem papulösen Exanthem erkranken, um schließlich an allgemeiner Schwäche zugrunde zu gehen. Ich darf wohl

---

[1]) Münch. med. Wochenschr. 1906.

annehmen, daß schon zu dieser Zeit vielen Fachmännern diese Parallele aufgefallen ist.

Weiterhin kommt besonders in Betracht, daß die Arsenikalien zumal in der Form der arsenigen Säure, späterhin das kakodylsaure Natron und gewisse Salze, sowie seine Verbindung mit Quecksilber schon eine gewisse Bedeutung als Syphilismittel gewonnen hatten. Es war daher das nächstliegende, auch das modernste Arsenikale, das Atoxyl, bei diesen Krankheitsgruppen zu erproben. Dementsprechend haben auch verschiedene Autoren, die wie Lassar, Salmon, Spielmeyer im Jahre 1907 Syphilis resp. Paralysebehandlung mit Atoxyl durchgeführt hatten, ausdrücklich angegeben, daß die nahen Beziehungen zwischen Trypanosomen und Spirochätenerkrankungen einerseits, die Erfahrungen mit dem Atoxyl bei Schlafkrankheit andererseits für sie leitend gewesen seien.

Daß ich selbst von Anfang an den Plan hatte, die zunächst an Trypanosomeninfektionen gewonnenen Erfahrungen auf die Spirillosen und insbesondere auf die Syphilis auszudehnen, kann ich nach alledem nicht als besonderes Verdienst betrachten. Nur darf ich wohl glauben, daß ich trotz der sich allgemein ergebenden Perspektive auch in der biologischen Therapie der Syphilis auf ureigenstem Boden stehe.

Wenn ich ein Gleichnis heranziehen darf, so waren die Schienenstränge, welche den mit reduzierten Arsenkörpern besetzten chemotherapeutischen Zug leiteten, für mich von vornherein gebaut, und der ins Rollen gelangte Wagen konnte die Station der Spirillosen nicht mehr verfehlen.

In dieser Beziehung wird es wohl genügen, wenn ich darauf hinweise, daß ich schon im Jahre 1906, und zwar am 28. September, bei den Vereinigten Chemischen Werken Charlottenburg die Herstellung des atoxylsauren Quecksilbers in Anregung gebracht habe. Daß ich mit diesem meinen Vorschlage nur auf Syphilis zielen konnte und zielen wollte, ist ganz selbstverständlich. Hervorheben möchte ich hierbei, daß die Möglichkeit, dieses Präparat zu erzeugen, doch ausschließlich auf dem von mir gefundenen Säurecharakter des Atoxyls beruhte [1]).

---

[1]) Hier wollte ich nicht versäumen anzufügen, daß ich im Jahre 1906 Professor Lassar gebeten hatte, Syphilis mit Arsacetin zu behandeln, und daß nur besondere Umstände, an denen ich selbst keine Schuld trug, die Ausführung der Versuche verhinderten.

Was weiterhin den Gang der Versuche betrifft, so habe ich selbst in den ersten Zeiten, in den Jahren 1907, 1908 und 1909, keine eigenen Versuche an syphilitischen Tieren vorgenommen, und zwar aus dem Grunde, weil mein Freund Albert Neisser es übernommen hatte, alle die verschiedenen neueren Arsenikalien, soweit dieselben besonders geeignet waren, auf Java und in Breslau an Affen auszuprobieren. Als ich dann nach wenigstens vorläufigem Abschluß der Trypanosomenarbeiten und nachdem Hata nach Frankfurt gekommen war, mich entschloß, pathogene Spirochäten in Anwendung zu ziehen, haben wir die grundlegenden Versuche an Recurrensspirillen ausgeführt, und zwar vorwiegend aus dem Grunde, weil nach später zu erwähnenden Arbeiten Recurrensspirillen am schwersten zu beeinflussen sind und sich daher gerade hier ein wirklicher Fortschritt in der Heilwirkung besonders eklatant dokumentiert.

Dementsprechend ist auch in der Patentschrift der Farbwerke vorm. Meister, Lucius & Brüning in Höchst a. M. über das Dioxydiamidoarsenobenzol, vom 10. Juni 1909, ausschließlich von der günstigen Wirkung auf Recurrensspirillen die Rede. Daß wir, nachdem wir gesehen hatten, daß Recurrens, bei dem Atoxyl gar keine Wirkung hat, durch 606 glatt geheilt wurde, diese Versuche später auch auf Syphilis übertrugen, ist eine ganz selbstverständliche Versuchsfolge, um so mehr, als die Möglichkeit hierzu durch die Bertarellischen Versuche, Syphilis auf Kaninchen zu übertragen, in größerem Maßstabe gegeben war.

So viel möchte ich über den Gang meiner Versuche berichten. Dabei darf ich aber nicht unterlassen, darauf hinzuweisen, daß inzwischen ganz unabhängig von anderer Seite Arbeiten über die Verwendung organischer Arsenpräparate bei experimentellen Spirillosen publiziert worden waren. Die erste Abhandlung in dieser Richtung stammt von zwei englischen Autoren, Breinl und Kinghorn, die im Jahre 1906 Atoxyl im Tierversuch experimentell gegen die durch die afrikanische Recurrens bedingten Krankheiten anwandten[1]).

Während ihre Versuche aber negativ verliefen, haben dann Uhlenhuth, Groß und Bickel[2]) in einer Mitteilung „Über die

---

[1]) Memoirs **21**, Liverpool School of Tropical Medicine, Brit. med. Journ. 1907, 2403.

[2]) Deutsche med. Wochenschr., Januar 1907.

Wirkung des Atoxyls auf Trypanosomen und Spirochäten" in sehr interessanten Untersuchungen über positive Heilerfolge durch Atoxyl bei der Hühnerspirillose berichtet und darauf hingewiesen, daß einschlägige Versuche mit der Spirochäte des Recurrens und der Syphilis im Gange seien.

Es gebührt also Uhlenhuth und seinen Mitarbeitern das Verdienst, im Experimente zuerst eine Heilwirkung des Atoxyls bei gewissen Spirilleninfektionen nachgewiesen und die Übertragbarkeit dieser Ergebnisse auf die menschliche Therapie betont und selbst ausgeführt zu haben[1]).

## c) Taktik bei der praktischen Arzneimittelprüfung.

Es ist eine bekannte Erfahrung, daß viele Arzneimittel bei ihrer Erprobung am Krankenbett mannigfache Übelstände erkennen lassen, die gewöhnlich als Nebenwirkungen bezeichnet werden, und die aber durch ihre bedrohlichen Erscheinungen oftmals das Leben des Kranken gefährden können. Leider haften gerade den bewährtesten und wertvollsten Heilstoffen diese unangenehmen Begleiterscheinungen in besonderem Maße an; ich erinnere nur an das Chinin, das wirksamste Mittel gegen die Malaria, das doch oftmals die letale perniziöse Hämoglobinurie (Schwarzwasserfieber) auslöst. Ganz besondere Bedeutung und Beachtung erheischt aber das Studium der Nebenerscheinungen bei dem fast wichtigsten Medikament, das schon seit alters her in dem medizinischen Heilschatz eine sehr große Rolle gespielt hat — dem Arsen. „Quod non sanat ferrum, sanat arsenicus, quod non sanat arsenicus, sanat ignis." Dazu darf ich noch die Worte eines bekannten älteren Pharmakologen[2]) anführen:

„Der Arsenik hat mit allen kräftigen Heilmitteln das Schicksal gemein, daß er bald gelobt, bald getadelt wurde, und da er in seiner dynamischen Wirksamkeit auf den Organismus nicht leicht von irgendeinem Heilmittel erreicht, noch viel weniger übertroffen wird, so muß man sich nicht wundern, daß er besonders von den Ärzten, welche jede Kraft in einem Heilmittel scheuen, verschrien, von denen aber, welche so bedeutende Kräfte zweckgemäß zu benutzen verstanden, auch immer

---

[1]) Bezüglich der Einzelheiten der Literatur verweise ich auf die Arbeit von Hata.

[2]) Friedrich Wilhelm Vogt, zitiert bei H. Schulz: Wirkung und Anwendung der unorganischen Arzneimittel.

gehörig gewürdigt wurde. Arsenik sei das schrecklichste Gift unter allen Verhältnissen, war die allgemeine Losung der ersteren, welche sie aussprachen, ohne zu bedenken, daß kein absolutes Gift existieren könne, und gerade diese Gifte unsere kräftigsten Heilmittel seien. Will man darum die Heilkräfte des Arseniks wahr auffassen, so muß man sich allein daran halten, was die Beobachtung an gesunden und kranken Organismen uns gelehrt hat, und aller aus vorgefaßter Ansicht hervorgegangenen Aussprüche wichtiger Männer sich entschlagen.‟

Bei dieser Wichtigkeit des Arsens trat daher seit langen Jahren das Bedürfnis und das Bestreben hervor, Arsenderivate zu finden, die frei von giftigen Nebenwirkungen, doch ihren ganzen pharmakodynamischen Effekt erzielen sollten. Die erste wichtige Etappe in dieser Richtung bedeutet die Einführung der Kakodylsäure und ihrer Salze, eine weitere die Auffindung und Verwendung des Atoxyls, dessen heilkräftige Wirkung bei der Schlafkrankheit zunächst im Tierexperiment erprobt und dann von verschiedener Seite, besonders aber in großem Stile von Robert Koch, am Menschen festgestellt wurde. Leider hat sich aber gezeigt, daß auch diesem so wirksamen Präparate Nebenwirkungen unerwünschter Art (Amaurose) anhaften. Wenn auch bei einer so schweren Krankheit, wie es die Schlafkrankheit ist, der Nutzen des Atoxyls weit überwiegt und daher seine Anwendung indiziert erscheint, so gilt das gleiche nicht von den gewöhnlichen Formen der Syphilis (Uhlenhuth, Salmon), bei welchen der Anwendung dieses Mittels die größten Bedenken entgegenstehen. Auch bei dem Arsacetin und dem Arsenophenylglycin konnten unangenehme Nebenerscheinungen in der Praxis beobachtet werden.

Ich betrachtete es daher als eine notwendige Pflicht, das neue Präparat, Dioxydiamidoarsenobenzol — **606** —, in einer ganz besonders sorgfältigen und umfänglichen Weise erproben zu lassen, bevor ich es der allgemeinen Praxis zugängig machte. Ich hatte mir vorgenommen, erst viele Tausende von Patienten behandeln zu lassen, ehe das Präparat zur allgemeinen Einführung gelangen sollte. Denn wenn auch ein Präparat im Tierversuch aufs sorgfältigste ausprobiert und als optimal erkannt ist, so beweist das natürlich noch nicht, daß es auch beim Menschen verwendbar ist. Es tritt nämlich bei der menschlichen Therapie ein Umstand zutage, der im Tierversuch gar nicht abzuschätzen ist; es ist das die sogenannte Idiosynkrasie des Menschen oder die präformierte

Überempfindlichkeit. Die Häufigkeit eines solchen Vorkommens entscheidet über die Möglichkeit oder Unmöglichkeit, ein Mittel in der Therapie für den Menschen anzuwenden. Dieser rein zufällige und vorher nicht erkennbare Faktor hat es auch bedingt, daß das Arsacetin vollkommen verlassen werden mußte, und er bietet auch bei dem Arsenophenylglycin, das, wie Herxheimer und Neisser festgestellt haben, ähnliche Wirkung hat wie „606", ein Hemmnis für die allgemeine Anwendung.

Nun ist es ja wohl möglich, einen einzigen Fachmann ausfindig zu machen, der das schwere Amt auf sich nimmt, eine bestimmte Substanz unter Aufwendung aller seiner Energie und Intelligenz zu erproben. Das Präparat **606** fand einen solchen Erprober in der Person des Herrn Professor Konrad Alt, Uchtspringe. — Wenn es sich aber darum handelt, Beobachtungen über viele tausende Fälle in einem relativ kurzen Zeitraum zu sammeln, dann fällt es außerordentlich schwer, die nötige Zahl von Fachmännern hierfür zu gewinnen. Dabei ist es eine unbedingte Voraussetzung, daß die ersten grundlegenden Arbeiten publiziert werden, wie dies von Alt und Schreiber geschehen, damit die zukünftigen Nachprüfer eine wissenschaftliche und sichere Unterlage haben 1. für den Heilwert der Substanz und 2. dafür, daß sie keine besondere Gefährlichkeit bietet. Nun hat man mir den Vorwurf gemacht, daß, solange das Mittel nicht der Allgemeinheit zugängig sei, auch keine intermediären Berichte veröffentlicht werden sollten. Es hat sich aber herausgestellt, daß gerade diese Publikationen notwendig sind, und daß ohne sie der angestrebte Zweck, über das Mittel möglichst rasch ins klare zu kommen, unerreichbar ist, weil eben nur auf diese Weise der notwendige Kontakt zwischen den einzelnen Untersuchungsstellen hergestellt werden kann.

Ich selbst erhalte fortlaufend Nachrichten über alle wichtigen Vorkommnisse und die erzielten Resultate. Zurzeit liegen mir Aufzeichnungen vor über 9000 Fälle, aber ich glaube, daß die Zahl der wirklich behandelten eine größere ist und daß 10 000 erreicht sein dürfte. Zweck dieser großen Zahlen ist es, an erster Stelle die eventuellen Gefahren des Mittels zu erforschen, denn nur eine genaue Kenntnis derselben ist die sichere Basis, auf der die Einführung eines neuen Arzneistoffes in die allgemeine ärztliche Praxis erfolgen kann. Es ist ja vielfach die Forderung aufgestellt worden, daß man für die menschliche Therapie und insbesondere für Syphilis ausschließlich Mittel verwenden solle, die absolut ungefährlich sind. Wenn man diese Forderung erfüllen will, ist ein Fortschritt der Therapie in chemotherapeutischem Sinne überhaupt unmöglich; denn Substanzen, die den lebenden Körper zu sterilisieren vermögen, können nicht als indifferent betrachtet werden, sondern es muß ihnen immerhin ein gewisser Charakter von Giftigkeit innewohnen. Die neueren Untersuchungen auf dem Gebiet der Quecksilberbehandlung der Syphilis haben ja auch gezeigt, daß die erreichbaren Resultate durchaus nicht als vollkommen befriedigend anzusehen sind. Ein Teil der Fälle wird trotz intensivster Kuren nicht geheilt und geht einem traurigen Schicksal entgegen; andererseits ist der behandelnde Arzt gezwungen, immer stärker wirkende Applikationsformen anzuwenden, die für den Patienten auch gefährlich werden können. In dieser Beziehung will ich nur an eines der am kräftigst wirkenden Quecksilberpräparate erinnern, an das graue Öl, bei dessen Anwendung schon 80 in der Literatur verzeichnete Todesfälle vorgekommen sind. Wahrscheinlich existieren aber darüber hinaus noch eine ganze Reihe von Todesfällen, die gar nicht zur Publikation gekommen sind.

Ich möchte hier auch einen Vergleich mit der Chirurgie ziehen. Wohin würde es führen, wenn man an den Chirurgen die Forderung stellen wollte, daß er bei Erkrankungen nicht lebensgefährlicher Natur nur solche operative Eingriffe vornehmen dürfe, die absolut ungefährlich sind? Mit einem solchen Ansinnen würde die wunderbare Entwicklung der Chirurgie überhaupt mit einem Schlage unterbunden werden. Der Chirurg arbeitet mit dem stählernen, der Chemotherapeut mit dem chemischen Messer, womit er das Kranke vom Gesunden trennt. Es ist klar, daß ein Unterschied zwischen der therapeutischen Moral des Internisten und des Chirurgen nicht bestehen kann. Und wenn er tatsächlich doch existiert, so beruht das nur auf der Vorstellung, daß eine Medizin nicht schaden dürfe, während jedem bekannt ist, daß eine Operation stets Gefahren bieten kann.

Aber, wie der Chirurg genau abwägt zwischen der Gefahr der Erkrankung und der Unfallsziffer der Operation, und wie er über diese Gefährdungsquotienten dem Patienten genau Auskunft geben kann, ebenso muß auch der Chemotherapeut dem Patienten

sagen können, welche Unfallsmöglichkeiten bestehen und wie
häufig sie vorkommen können. Die Lösung dieser allerwichtigsten
Aufgabe ist aber nur dann erreichbar, wenn sie von den verschiedensten Stellen an einem möglichst großen Krankenmaterial
bearbeitet wird.

Diese Gefährdungen und Übelstände, die bei der neuen
Therapie zu gewärtigen sind, möchte ich nun in nachfolgendem
kurz skizzieren. An erster Stelle sind es besonders Störungen
gewesen, die durch die reizende Beschaffenheit der Substanz
bedingt wurden und welche sich in besonders unangenehmer Form
kundgaben durch starke Schmerzhaftigkeit und mehr oder weniger
ausgedehnte Infiltrationen im Injektionsgebiet. Mehrere Momente
spielten hierbei eine Rolle:

1. die Empfindlichkeit der Personen an und für sich.
So gibt es ganze Nationen, die sehr wenig schmerzempfindlich sind,
und andererseits wiederum besonders schmerzempfindliche Individuen, unter denen besonders die Neurastheniker und Alkoholiker sehr ungünstig hervorragen;

2. die Technik der Injektionen (Asepsis usw.), und

3. die Art der Injektionsflüssigkeit. Im Anfang der
Therapie war die Injektion von „606" außerordentlich stark
reizend und oft unerträglich, besonders dann, wenn durch eine
unglückliche Injektionstechnik die Lösung direkt an oder in
Nervenstämme gelangt war. Diese reflektorische Nerven-
reizung trat besonders häufig zutage bei Verwendung der
sauren und der alkalischen Lösung, und sie hat in einem
Falle[1]) sogar durch eine Art Chok den Tod herbeigeführt. Es betraf dies eine 33 jährige schwächliche, luetische Patientin mit gum-
möser Laryngitis, der ziemlich spät nachmittags das Präparat injiziert worden war und die dann am anderen Morgen tot in ihrem Bette
aufgefunden wurde. Ich möchte wohl annehmen, daß, wenn die Injektion frühmorgens ausgeführt worden wäre, vielleicht der Unfall
durch eine Camphereinspritzung hätte vermieden werden können.
— Bei diesen Wirkungen steht meiner Ansicht nach die toxische
Quote weit hinter der reflektorischen zurück, denn bei der intravenösen Injektion z. B., wo im Blut doch weit höhere Mengen des
Präparats kreisen, ist die Herzstörung nur eine ganz minimale.

---

[1]) Spiethoff, Münch. med. Wochenschr. 1910, Nr. 35, S. 1822.

Glücklicherweise ist es neuerdings gelungen, durch die von Michaelis und Wechselmann eingeführte neutrale Emulsion die lokale Schmerzhaftigkeit so zu verringern, daß die früher oft angewandten einmaligen, in vielen Fällen wiederholten Morphiumeinspritzungen kaum mehr nötig werden.

Weiterhin darf nicht vergessen werden, daß bei der jetzigen mühseligen Präparation, dem Zerreiben des Präparats, der Lösung in Wasser usw., der Zutritt von Luftkeimen nicht ganz auszuschließen ist. Im allgemeinen scheinen diese ja keine großen Schädlichkeiten zu verursachen, aber es sind doch Fälle denkbar, in denen Luftkeime von größerer Pathogenität in Krankenräumen vorkommen können. So konstatierte z. B. Wechselmann, daß drei Injektionen, die er in einer Irrenanstalt vorgenommen hatte, von sehr heftigen Reizerscheinungen gefolgt waren, während die gleiche Präparationsnummer im Virchow - Krankenhause anstandslos ertragen wurde. Hier ist der Genius loci pathogenicus ganz unverkennbar. Gerade auf solche pathogenen Luftbakterien möchte ich die starken Lokalreaktionen, wie sie ab und zu beobachtet sind und an einigen Stellen sogar zu einer — übrigens stets glücklich verlaufenen — Thrombose geführt hatten, beziehen. Sollten solche Zwischenfälle auch in der Zukunft an bestimmten Krankenhäusern auftreten, so wird sich dieser Übelstand leicht dadurch beseitigen lassen, daß man einen kleinen Apparat konstruiert, in dem die Lösung unter Ausschluß der Luft erfolgt und durch welchen man unter Wahrung strengster Asepsis für die Vermeidung des Zutritts von Luftbakterien Sorge trägt.

Die Hauptgefahr, die man von „606" befürchtet hat, sind die Augenschädigungen. Es ist ja bekannt, daß das Atoxyl und das Arsacetin in den früher angewandten großen Dosen eine Nebenwirkung der allerschwersten Art, nämlich Amaurosen erzeugt haben, und zwar in 1—2% der behandelten Fälle. Es würden also bei einer Behandlungsziffer von 3000—4000 Fällen 40—80 Erblindungen diesem Prozentsatz entsprechen. Eine ungeheure Zahl! In den politischen Tagesblättern ist ja auch von einem, letzthin sogar von zwei Erblindungsfällen berichtet worden; aber ich kann glücklicherweise mitteilen, daß dies nur Gerüchte waren, die jeder positiven Unterlage entbehren. Mir ist kein einziger Fall von Erblindung gemeldet worden, es ist mir auch trotz eingehendster Recherchen nicht möglich gewesen, einen einzigen, den Gerüchten zugrunde liegenden Fall ausfindig zu machen. Ich darf vielleicht auch in dieser Hinsicht erwähnen, daß nach gütiger Mitteilung von Herrn Professor Wagenmann auf dem Ophthalmologenkongreß 1910 in Heidelberg von einer Erblindung nach „606" ebenfalls nichts bekannt geworden ist. Dagegen kann ich berichten, daß schon in einer Anzahl von Fällen mit Augenerkrankungen, und zwar Erkrankungen der Sehhaut, insbesondere Iritis gummosa und Neuritis optica, das Präparat geradezu wunderbar gewirkt hat, indem Heilung häufig schon nach wenigen Tagen eintrat. — Schädigungen der Niere und anderer Organe finden nicht statt. Ab und zu sind ganz vorübergehende Albuminurien beobachtet worden, die aber bald verschwanden. Daß die Niere nicht schädlich beeinflußt wird, geht wohl am besten daraus hervor, daß syphilitische Nephritiden in allerbester Weise beeinflußt werden.

In verschiedenen Tagesblättern sind auch in den letzten Zeiten Nachrichten gebracht worden über Todesfälle nach Anwendung von „606". Es handelt sich hier im ganzen um drei, und zwar verlorene Fälle, die an schwersten Degenerationen des Gehirns litten:

1. ein Fall von schwerer Tabes (Berlin) mit Beckenbrüchen, Cystitis granulosa, schon vorher fiebernd und ganz decrepide;

2. ein verblödeter Idiot (Halle), dessen anatomische Diagnose lautete: Encephalomalacie, ausgedehnte corticale Erweichungen des linken Temporal- und zum Teil auch Parietallapens;

3. ein Fall (Bonn), dessen Krankengeschichte mir telegraphisch übermittelt wurde: „33 jährige Frau, bis 1906 gesund. Damals luetische Apoplexie, früher mehrere Spritzkuren, allmähliche Zunahme der Erscheinungen. In Bonn: Pupillenstarre, fehlende Kniephänomene, Parese beider Beine, Muskelatrophien. In den Armen leichte Spasmen, Augenmuskellähmung, Lippenbeben, Tachykardie, psychisch nichts. Wassermann in Blut und Liquor positiv; mäßige Lymphocytose, nächtliche Kopfschmerzen, Schmerzen in den Beinen, Schluckbeschwerden, leicht beschleunigte Atmung." Es handelt sich hier also um einen schweren Fall von Tabes mit Affektion der Medulla oblongata.

4. Ein Fall (Kopenhagen), der einen 40 jährigen Paralytiker betrifft. Der Patient erhielt nach vorangegangenem apoplek-

tischen Anfall (Mitte Juli) im August eine Injektion von 0,5 g. Nach 5 Tagen Exitus unter dem Bilde einer fortschreitenden Herzparalyse. Die Sektion ergab fettige Degeneration an Herz, Niere und Leber.

Auf die anderen, bei diesen Patienten sonst noch gefundenen Veränderungen des Herzens will ich nicht weiter eingehen, da die geschilderten Befunde des Gehirns schon allein beweisen, daß es sich hier um allerschwerste Hirnalterationen handelte und daß alle vier Patienten Todeskandidaten gewesen sind. Man kann es ja verstehen, daß die Injektion hier nur noch als Ultimum refugium angewandt wurde, um zu versuchen, doch vielleicht noch den Decursus morbi aufzuhalten; aber andererseits darf es doch nicht wundernehmen, daß, wenn man so schwer kranken Patienten, die eigentlich schon mit einem Fuß im Grabe stehen, ein derart differentes Mittel darreicht wie „606", dadurch der Exitus letalis hervorgerufen werden kann.

Es kommen als Ursache hierfür besonders folgende Momente in Betracht. Man muß zunächst berücksichtigen, daß unter dem Einfluß der medikamentösen Behandlung entzündliche Reaktionen in dem syphilitischen Gewebe entstehen können. An der Haut sind solche als „Herxheimersche Reaktion" allgemein bekannt; es handelt sich aber hier um Vorgänge, die durch die untergeordnete Dignität des Sitzes der Reaktion nicht mit einer besonderen Gefahr verbunden sind. Ganz anders müssen aber die Folgen sein, wenn sich die entzündliche Reaktion an bedeutungsvollen Stellen des Nervensystems abspielt. In dieser Beziehung sind drei von Urbantschitsch beschriebene Fälle von Drucklähmung des N. vestibularis von Interesse, in denen die Erscheinungen freilich nach einigen Wochen zurückgingen. Betreffen aber die Reaktionen lebenswichtige Nerven, so kann natürlich durch die schweren Störungen der Tod bedingt werden, bevor Gelegenheit zur Rückbildung gegeben ist.

An zweiter Stelle muß ich darauf hinweisen, daß bei Paralyse und schweren Nervenkrankheiten Herzveränderungen bei Anwendung des Mittels zum tödlichen Ausgang beitragen zu können scheinen.

Jeder der skizzierten Umstände, die natürlich auch kombiniert in Betracht kommen können, erklärt, daß gerade bei Paralyse besondere Gefahren bei der Anwendung des Präparates

606 bestehen, und man wird daher bei derartigen Fällen ganz auf diese Behandlungsart verzichten müssen.

In diesen Kontraindikationen unterscheidet sich übrigens das neue Präparat — und damit komme ich auf den dritten Punkt zu sprechen — nicht von den altbewährten antisyphilitischen Mitteln. Es ist allgemein bekannt, daß sowohl die Quecksilberpräparate als auch das Jodkalium bei Paralyse mit Gefahren verbunden sind. Ich verweise in dieser Beziehung auf die Darstellung von Emery und Ghatin[1]), welche besonders hervorheben „Le mercure peut être nuisible dans la paralysie générale" und unter den Folgen, welche die Quecksilberbehandlung bei Paralyse bringen kann, selbst „parfois une mort rapide" nicht unerwähnt lassen. Das Jodkalium gleicht nach der Schilderung der Autoren in seiner gefährlichen Wirkung derjenigen des Quecksilbers. Ich muß auf diese Tatsachen besonderen Wert legen, weil ich glaube, daß man ebensowenig wie derart schlechte Resultate bei den schwersten Affektionen des Nervensystems zu einer Mißkreditierung der bisherigen antisyphilitischen Therapie geführt haben, von neuen Heilmitteln verlangen darf, daß ihre beliebige und wahllose Anwendung ungestraft bleibt. Es muß daher außerordentlich befremdlich erscheinen, wenn Hallopeau jüngst aus der von mir gegebenen Statistik die Gefährlichkeit des Mittels 606 ableiten zu können glaubt und demgegenüber betont, daß er von 120 000 Fällen nur etwa 4 oder 5 bei der bisherigen Behandlungsart verloren habe. Das erklärt sich natürlich daraus, daß Hallopeau über ein aus einer Abteilung für Geschlechtskrankheiten stammendes Krankenmaterial berichtet, in dem sicherlich die Crux aller antisyphilitischen Behandlung gänzlich oder wenigstens fast vollständig fehlt. Auch in unseren rein dermatologischen Fällen, die sich auf 80—90% des geschilderten Materials belaufen dürften, ist nur ein Todesfall zu verzeichnen gewesen, der die früher erwähnte tertiäre Kehlkopflues (Jena) betrifft.

Wenn ich mich daher resümiere, kann ich sagen, daß unter dem mir jetzt zur Verfügung stehenden, immerhin erheblichen Beobachtungsmaterial von schätzungsweise 10 000 Fällen eigentlich nur ein einziger Todesfall vorgekommen ist, nämlich bei

---

[1]) E. Emery et A. Ghatin, Thérapeutique clinique de la Syphilis. Paris (Masson et Cie.) 1909.

jener Kranken mit Larynxstenose, die durch die Krankheit selbst nicht direkt in ihrem Leben bedroht war.

Ich habe ja bereits auseinandergesetzt, daß ich glaube, daß durch die neue Applikationsweise ein solcher Unfall sich wird vermeiden lassen, und darf wohl in dieser Beziehung vergleichsweise anführen, daß die Mortalität nach Chloroformnarkose, also doch nur einem vorbereitenden Eingriff, 1 : 2060 beträgt.

Daher kann ich sagen, daß die Anwendung von „606" keine besonderen Gefahren bietet, wenn man nur geeignete Fälle aussucht und die Behandlung unter allen Kautelen der Asepsis und Antisepsis vornimmt. Patienten mit ausgedehnten Degenerationen des Zentralnervensystems sind von der Behandlung prinzipiell auszuschließen; speziell würde ich raten, Paralyse, entsprechend dem Vorschlage von Alt, nur in Behandlung zu nehmen „beim allerersten Wetterleuchten" der Erscheinungen. Fälle, die sich schon in einer Anstalt befinden, werden in den allerseltensten Fällen noch von „606" beeinflußt werden können. Ebenso sollte bei Tabes die Behandlung, wenn hier überhaupt eine solche erfolgt, nur bei initialen Fällen durchgeführt werden. Ich empfehle weiterhin, Fälle, bei denen Herzaffektionen, vor allem Angina pectoris, bestehen, oder Aneurysmen der Gefäße, insbesondere der Hirngefäße, von der Behandlung auszuschließen, denn es könnte sehr leicht möglich sein, daß infolge der Injektion resp. der durch die Schmerzen erzeugten Blutdrucksteigerung ein Platzen aneurysmatischer Stellen eintritt. So hat Zeissl - Wien einen Fall beschrieben, bei dem er die Injektion ablehnte, und bei dem eine halbe Stunde später Hirnblutung erfolgte. Wäre nach der Injektion diese Blutung aufgetreten, wäre sie zweifelsohne dem Präparat zur Last gelegt worden. Ebenso rate ich auch vorläufig ab, Fälle der Behandlung zu unterziehen, bei denen atrophische Vorgänge im Opticus schon Platz gegriffen haben, während sonstige syphilitische Erkrankungen des Auges ein dankbares Behandlungsgebiet darstellen. Auch viscerale Veränderungen, insbesondere wenn sie syphilitischer Art sind, stellen keine Kontraindikation dar. Im Gegenteil, es sind von verschiedenen Seiten bei syphilitischen Leberaffektionen und sogar bei syphilitischer Nephritis ausgezeichnete Resultate erzielt worden; dasselbe gilt auch von Erkrankungen des Larynx, die in ganz hervorragender Weise beeinflußt werden.

Eine weitere, sehr wichtige Frage ist, ob man kachektische Patienten mit „606" behandeln soll. Ich glaube, daß, wenn die Kachexie wirklich der Ausdruck einer syphilitischen Erkrankung ist — und mir sind zahlreiche solche Fälle bekanntgegeben —, die Injektion geradezu geboten ist und wirklich lebensrettend wirken kann, wie überhaupt der Einfluß der Injektion ein um so prompterer und günstigerer ist, je schwerer und maligner die Erkrankung ist. Auch Tuberkulose, wenn sie nicht zu weit vorgeschritten ist, bildet keine Kontraindikation; sondern auch hier ist bei gleichzeitig bestehender Lues gute Wirkung und speziell Gewichtszunahme erzielt worden.

Ich hoffe, daß diese kurzen Darlegungen die Überzeugung befestigen, daß die Anwendung des Präparates „606" keine besonderen Bedenklichkeiten bietet; und daß gegenüber der prompten und schnellen Wirkung auf die syphilitischen Prozesse, gegenüber der Möglichkeit, die Patienten vielfach binnen 8—10 Tagen aus dem Krankenhause zu entlassen, während sie sonst bei Quecksilberbehandlung 6—8 Wochen darin verweilen mußten, weiter gegenüber der Tatsache, daß gerade die Fälle, die auch durch intensivste Quecksilberkuren von ihrem Leiden nicht befreit werden, ganz abgesehen von den vielen, die Quecksilber überhaupt nicht vertragen, dagegen durch 606 in allerbester Weise beeinflußt werden, die minimale Gefährdungsmöglichkeit gar nicht ins Gewicht fällt. Ich glaube daher sagen zu können, daß das Präparat „606" die Feuerprobe bestanden hat, und daß seine Einführung in die allgemeine ärztliche Praxis nur noch eine Frage weniger Monate zu sein braucht.

Wenn also, wie gesagt, von französischen Autoren, insbesondere von Hallopeau, in entstellender Weise immer wieder eine besondere Gefährlichkeit des Mittels hervorgehoben wird, so ist das nach dem Gesagten durchaus nicht zutreffend. Ich wiederhole noch einmal:

Bei richtiger Auswahl der Fälle, insbesondere bei Ausschluß aller schweren, weit fortgeschrittenen Erkrankungen des Zentralnerven- und Zirkulationssystems, ist die durch die Anwendung des Mittels bedingte Gefahr eine so minimale, daß sie ebensowenig wie beim Quecksilber in Betracht gezogen zu werden braucht.

Dagegen ist die Heilwirkung von 606 derjenigen der bisher angewandten Behandlungsweisen durchaus überlegen, indem eine einzige Injektion durchschnittlich dasselbe leistet, wie eine 4—6 wöchige Quecksilberbehandlung. Andrerseits ist aber auch die Leistung des Mittels qualitativ eine andere und höhere, wie aus der günstigen Beeinflussung zahlreicher schwerer Krankheitsfälle hervorgeht, die sich Quecksilber und Jod gegenüber refraktär verhielten. Wie das Literaturverzeichnis S. 161—164 zeigt, liegen bereits eine große Zahl von Veröffentlichungen vor, die so gut wie einstimmig die Ansicht vertreten, daß die Einführung von 606 einen erheblichen Fortschritt in der Syphilistherapie bedeutet, einen Fortschritt, der nicht dem Zufall, sondern systematischer experimenteller Arbeit zu verdanken ist.

Was noch festgestellt werden muß, ist die Höhe der Dosis. Wir haben im Anfang aus leicht verständlichen Gründen die denkbar kleinste Dosis zur Behandlung gewählt, von der man überhaupt noch einen Erfolg erhoffen durfte. Es ist dieses, wie bekannt, 0,3 g. Daß diese Menge, die ich von Anfang an als knappste Grenzdosis bezeichnet habe, nicht in allen Fällen ausgereicht hat, und daß darauf Rezidive gekommen sind, dürfte nicht wundernehmen, denn es ist ja geradezu unmöglich, gleich von Anfang an die richtige, zur Sterilisierung ausreichende Dosis ausfindig zu machen. Man kann ja selbstverständlich auch nicht verlangen, daß ein eben erst in die Therapie eingeführtes Mittel gleich in der absolut richtigen Dosierung und Applikationsweise angewandt wird, hierüber kann nur eine auf vielen Versuchen basierende Erfahrung entscheiden. Auch ist ja die Zahl der Rezidive abhängig von der Schwere der Erkrankung. Wenn man allerschwerste Fälle auswählt und man ihnen die kleinstmöglichen Dosen des Präparates appliziert, dann wird natürlich die Zahl der Rezidive eine größere sein als bei einem Durchschnittsmaterial. So hat z. B. Kromayer - Berlin nur schwere Fälle, die jeder Quecksilbertherapie widerstanden, zur Behandlung ausgewählt, und er hat meines Wissens unter 22 Fällen 3 Rezidive zu verzeichnen gehabt, also etwa 14%. An anderen Stellen, wo gleichmäßiges Krankenmaterial zur Behandlung herangezogen wurde, sind die Resultate auch nach dieser Richtung wesentlich günstiger; so hat Glück - Sarajevo bei etwa 110 Fällen 2 Versager, keine Rezidive; Neisser - Breslau etwa 5%

Rezidive. Pick - Wien hat unter 120 Fällen nur 2 Rezidive und Schreiber - Magdeburg unter 250 Fällen 13 Rezidive. Ich bin überzeugt, daß sich auch diese Statistik noch bessern wird, wenn erst die richtigen Dosen gefunden sind.

Nach den mir zugehenden Nachrichten kann man — und ich würde raten, dies nur bei kräftigen, außer an ihrer Lues an keinen Organerkrankungen leidenden Personen zu tun — die Dosis ganz erheblich steigern. So ist von einigen Autoren 1,0 g injiziert worden, in vereinzelten Fällen sogar 1,5 g, ohne Schaden hervorzurufen. Es scheint sogar die Möglichkeit zu bestehen, in kurzen Intervallen die Injektion zu wiederholen und damit den Heileffekt zu steigern. Erst wenn wir dazu gelangt sein werden, mit den relativ größten, noch gut ertragenen Dosen zu arbeiten, werden wir auch in der Frage der Dauerwirkung wirkliche Fortschritte machen können.

## d) Resultate und Ausblicke.

Fassen wir die Ergebnisse der vorstehend niedergelegten Beobachtungen vom allgemeinen Gesichtspunkte aus zusammen, so möchte ich den Hauptwert auf die Feststellung der Tatsache legen, daß es in zweifelsfreier Weise möglich ist, zielbewußt auf chemotherapeutischem Wege spezifisch und ätiologisch wirkende Heilmittel gegen Protozoenkrankheiten, speziell gegen Spirillosen, und von diesen wieder in erster Linie gegen Lues, zu finden.

Von allen Seiten ist ja festgestellt, daß das Dioxydiamidoarsenobenzol ein spezifisches Heilmittel gegen Syphilis darstellt. So sagt Neisser: „An der eminenten Einwirkung des Arsenobenzols auf die syphilitischen Prozesse ist nicht zu zweifeln. Dieselben übertreffen alles, was man bisher an eklatantester Quecksilber- und Jodwirkung gesehen hat[1]."

Ein greifbares Kriterium dafür, daß es sich um eine spezifische Arzneiwirkung des Präparates handelt, bietet in erster Linie das Verhalten der Spirochäten. Die ersten Untersuchungen in dieser Richtung wurden bereits im Jahre 1909 von Ascoli und Pasini unternommen. Sie ergaben, daß schon nach kleinsten Mengen von 0,025—0,05 — also „Nulldosen" — ein temporäres Verschwinden der Spirochäten für 5—10 Tage eintrat, gewiß ein deutlicher

---

[1] Neisser und Kuznitzky, Berl. klin. Wochenschr. 1910, Nr. 32.

Beweis für die Spirillotropie des Präparates. Mit höheren Dosen, die schon an die therapeutisch wirksamen grenzten, konnte dann eine starke Beeinflussung der Spirochäten konstatiert werden. Ich zitiere in dieser Beziehung wieder die Worte Neissers[1]): „Fragen wir uns, wie wir die Wirkung des neuen Mittels zu erklären haben, so besteht meines Erachtens, wie ich ja schon mehrfach angedeutet habe, kein Zweifel darüber, daß wir es mit einer ganz eminenten direkten Einwirkung desselben auf die Spirochäten zu tun haben, und zwar einerseits abtötend, andererseits die Vermehrung hindernd.

Daneben scheint eine resorptionsbefördernde Einwirkung auf die pathologischen Gewebsmassen selbst zu bestehen.

Die direkt parasiticide Wirkung geht hervor:

1. Aus den zahlreichen Beobachtungen, daß die vor der Behandlung in reichlichster Weise vorhandenen Spirochäten nach der Behandlung mehr oder weniger schnell aus den Primäraffekten usw. verschwinden, und zwar geht das Verschwinden, was man fast mathematisch an den Kaninchenversuchen erweisen kann, direkt parallel der angewandten Dosis. — Natürlich hat auch die Methode der Einverleibung eine Bedeutung: die Spirochätenbeeinflussung geht bei intravenöser Zufuhr schneller vor sich als bei intramuskulärer, und bei der letzten scheint wiederum die neutrale Suspension nicht so rasch und intensiv zu wirken wie die alkalische Lösung; denn es sind in der allerletzten Zeit bei uns Fälle untersucht worden, bei welchen die Spirochäten nicht nach 24 Stunden verschwanden, sondern bei denen noch 3 Tage post injectionem von 0,6 wohlerhaltene, gut bewegliche, einwandfreie Spirochaetae pallidae gefunden werden konnten. Von der sonst immer zu konstatierenden Beeinflussung der Spirochäten durch das Mittel hinsichtlich ihrer Form und ihrer Beweglichkeit war nichts wahrzunehmen. Auch die Einwirkung auf die sonstigen Symptome der Syphilis scheint bei der neutralen Lösung nicht so prompt vonstatten zu gehen wie bei der früheren Technik, wenigstens traf dies bei unseren letzten Fällen zu.“

Man muß auch daran denken, daß, wie die Trypanosomen bei der Schlafkrankheit, die Spirochäten von Natur aus eine höhere Arsenfestigkeit haben können; man wird auch in Erwägung

---

[1]) Neisser, Berl. klin. Wochenschr. 1910, Nr. 32.

ziehen müssen, daß eine solche Arsenfestigkeit sogar durch vorher-
gegangene Arsenkuren hervorgerufen werden kann.

Für die spezifische Wirkung des Dioxydiamidoarsenobenzols
spricht ferner das Verschwinden der Wassermannschen Reaktion,
die ja als eine Reaktion des Organismus auf die Inhaltsbestandteile
der Spirochäten aufzufassen ist[1]). Auch hier sind die Resultate
abhängig:

1. von der Dosis und der Art der Applikation,

2. von der Art der Affektionen resp. der Zahl der in ihnen
enthaltenen Spirochäten,

3. von der Länge der Beobachtungszeit,

4. vielleicht von der natürlichen Resistenz der Spirochäten.

Was nun das Verschwinden der Wassermannschen Reaktion
anlangt, so kann man annehmen, daß sie — eine genügende Dosis
vorausgesetzt — nach 40—60 Tagen, bald schneller, bald langsamer negativ werden kann. Indessen schwanken die Prozentzahlen
über den Umschlag der Reaktion in weiten Grenzen, von 90% bis
herunter zu 20 und 15%. Die ungünstigsten Resultate bei den
Syphilisfällen „sensu strictiori" wurden in Halle erzielt, obwohl
dort die relativ stärksten Dosen injiziert worden waren. Dagegen
sind die Erfahrungen über die Wassermannsche Reaktion bei
metaluetischen Prozessen — Tabes und Paralyse — an dem gleichen
Orte überaus günstig gewesen. Diese Divergenz und Inversion
gegenüber dem sonst allgemein Beobachteten ist wohl darauf
zurückzuführen, daß in Halle ein Teil der floriden Fälle durch
Infektion mit arsenwiderstandsfähigen Spirochäten erkrankt ist.

Was die klinische Bedeutung der Wassermannschen Reaktion anlangt, so nehme ich an, daß bei allen Fällen, in denen sie
positiv ist, eine Spirochätenabtötung nicht oder nur unvoll-
ständig erfolgt ist, während die negative Reaktion allein noch

---

[1]) Von diesen Gesichtspunkten ausgehend erklärt sich auch die von verschiedenen Autoren gemachte Beobachtung, daß manchmal die negative Wassermannsche Reaktion durch die Injektion in eine positive umgewandelt worden ist,
und zwar war dies der Fall erstens bei Primäraffekten in gewissen Stadien, und
zweitens bei gewissen Formen der malignen Lues. Gerade diese Erscheinungen
bei der malignen Lues sind meines Erachtens eindeutig. Es handelt sich hier um
vereinzelte Spirochäten, die nicht mehr imstande sind, die biologische Reaktion
auszulösen, die aber durch die Injektion en bloc abgetötet werden. Dadurch wird
die Gesamtmenge des Spirochätengiftes mobilisiert und so das scheinbar neue
Auftreten der Wassermannschen Reaktion bewirkt.

keine Heilung beweist. Das Negativwerden kann zwei Ursachen haben:

1. die Zahl der Spirochäten ist so reduziert, daß sie zur Auslösung der Reaktion nicht ausreicht, oder

2. es ist eine vollkommene Sterilisation eingetreten.

Die Entscheidung über diese Möglichkeit hängt von der klinischen Beobachtung ab. Sind vereinzelte Spirochäten übriggeblieben, so werden diese sich im Laufe der Zeit vermehren und das Wiederauftreten der Wassermannschen Reaktion bedingen, eine Erscheinung, die mit dem Auftreten eines manifesten Rezidives in Parallele zu setzen ist und daher, wie dieses, eine neue Behandlung indiziert. Es erhellt daraus, daß die Beobachtung der Wassermannschen Reaktion das wertvollste Mittel darstellt, um über die wirkliche Heilung der Syphilis ins klare zu kommen.

Es scheint mir noch nicht angebracht, bei der Kürze der Zeit, die seit der Einführung der „606"-Therapie vergangen, und unter Berücksichtigung, daß die in der ersten Zeit behandelten Fälle mit knappen unzureichenden Dosen injiziert worden sind, auf die Frage der Dauerheilung hier einzugehen; das muß einer späteren Zeit überlassen bleiben. Jedoch will ich den Hinweis nicht unterlassen, daß nach den grundlegenden Beobachtungen, die Alt mit dem Arsenophenylglycin bei Tabes und Paralyse gemacht hat, in 16% von Spätsyphilis die Wassermannsche Reaktion zum Schwinden gebracht worden ist und daß dieser Zustand sich bis jetzt gehalten hat. Hier handelt es sich um eine lange Zeitdauer, und daraus dürfen wir die Hoffnung schöpfen, daß — richtige Dosis und Applikation vorausgesetzt — wir auch bei den frühen Stadien der Lues die Therapia sterilisans magna begründen können[1]).

Weiterhin spricht für die spezifische Wirkung des Mittels der Umstand, daß durch die Injektion offenbar im Körpergewebe Produkte frei werden, die als Antikörper zu bezeichnen sind. Hierbei sind in erster Linie die wichtigen Ammenversuche von Taege und Duhot zu erwähnen, aus denen hervorgeht, daß hereditär-syphilitische Säuglinge, die nur von der mit „606" injizierten Mutter genährt wurden, ein rasches Schwinden der luetischen Er-

---

[1]) Auch bei der Togo-Form der Schlafkrankheit scheint die Sterilisatio magna durch einen einmaligen Eingriff möglich zu sein; wir nähern uns auch diesem Ziele bei den schwerer bekämpfbaren Formen nach den obenerwähnten Angaben von Broden.

scheinungen aufwiesen. Entsprechende Beobachtungen sind von Dobrovits - Preßburg und an 22 Fällen von Raubischek in Czernowitz bestätigt worden. Da die Milch nach den Angaben der Autoren kein Arsen enthalten haben soll oder höchstens in therapeutisch nicht in Betracht kommenden Spuren, so wird man annehmen müssen, daß die beobachtete Heilwirkung ausschließlich auf Antitoxine zurückzuführen ist. Es handelt sich also um eine Säugungsimmunität, deren Theorie ich schon früher bei Ricin und Abrin entwickelt habe[1]).

Einen stringenten Beweis hat diese Anschauung erfahren durch briefliche Mitteilungen, die gleichzeitig von verschiedenen Seiten (Plaut - Hamburg, Marinescu - Bukarest, Meirowsky - Köln, Scholz - Königsberg) an mich gelangt sind, denen zufolge die Injektion von Blutserum frisch geheilter, mit „606“ behandelter Fälle bei Erwachsenen und Kindern eine deutliche Beeinflussung syphilitischer Affektionen im Gefolge gehabt hat. Der Nachweis derartiger Antikörper ist ja schon längst, besonders von A. Neisser, verfolgt worden, und wenn sich hier nun ein sicherer Beweis für das Vorhandensein von Antikörpern ergeben hat, so rührt dies davon her, daß die Spirochäten en bloc abgetötet worden sind und dadurch der Ictus immunisatorius, auf den ich immer einen großen Wert gelegt habe, ausgelöst worden ist.

Weiterhin möchte ich eine gewisse, allerdings anderweitige Spezifität darin sehen, daß das Präparat auf gewisse Krankheitsprozesse eine schmerzstillende Wirkung ausübt. E. W. Frank-Berlin berichtete über einen Fall von Gumma der Tonsille, der

---

[1]) Ich glaube, daß es notwendig sein dürfte, bei diesen Säuglingen, wenn die schweren Erscheinungen zurückgegangen sind, sofort eine Injektion mit relativ großen Dosen von 606 (0,01—0,015 pro kg) anzuschließen, um den durch das Serum nicht abgetöteten Spirochätenrest zur vollständigen Abtötung zu bringen, bevor ein Rezidiv auftritt. — Dieser Modus procedendi bei Lues neonatorum scheint die beste Behandlungsweise zu sein. Denn es ist nicht zu verkennen, daß die Resultate bei dieser schweren Erkrankung bei Injektion mit „606“ nicht sehr günstig sind. Allerdings schwinden unter ihrem Einfluß die klinischen Erscheinungen sehr rasch; es tritt aber anscheinend nach 8—10 Tagen bei der enormen Menge der im kindlichen Organismus vorhandenen Spirochäten eine solche Überschwemmung mit Endotoxinen ein, daß die Kinder an dieser Vergiftung zugrunde gehen. Beim Erwachsenen sind die Spirochäten verhältnismäßig lange nicht in so großer Menge vorhanden; eine solche Gefahr ist daher kaum vorhanden, zumal man auch mit einer größeren Widerstandsfähigkeit des erwachsenen Organismus rechnen kann.

2 Uhr nachmittags injiziert wurde und dann 5 Stunden später
ein Wurstbrot verzehren konnte. Ähnliche Fälle beobachteten
Werther - Dresden, Lesser - Berlin, Hauck - Erlangen u. a.
Ebenso sind Knochenschmerzen im Verlauf von wenigen Stunden
geschwunden, und auch das schwere Krankheitsgefühl der Patienten war, nach Angaben Wechselmanns, gleichwie bei einer
Krise beseitigt. Wenn wir erwägen, daß histo-pathologische Veränderungen im Laufe von 3 Stunden nicht eingetreten sein können,
so würde diese wunderbare Wirkung nicht erklärlich sein, wenn
man nicht die Hypothese zu Hilfe nähme, daß von den Spirochäten Reizstoffe ausgehen, die eine Verwandtschaft zum Dioxydiamidoarsenobenzol haben und von ihm gebunden werden. Es
würde also das Präparat, das durch die Orthoamidogruppe besonders reaktionsfähig ist, nach Art eines Syphilis-Antitoxins wirken.

In scheinbarem Widerspruch hierzu steht die Tatsache, daß
gar nicht selten nach der Injektion lokale Reaktionserscheinungen
— Herxheimersche Reaktion — auftreten. Diese Erscheinung
ist zuerst von italienischen Autoren beobachtet worden, als sie
ganz kleine Dosen — 0,025—0,05 — injiziert hatten. Diese Dosen
sind zu klein, um eine brüske Abtötung der Spirochäten bewirken
zu können. Es ist daher anzunehmen, daß, entsprechend einem
biologischen Grundgesetze — kleine Mengen Gift reizen, große
töten die Mikroorganismen —, bei diesen kleinen Dosen eine
Stimulierung der Spirochäten und eine erhöhte Giftproduktion
stattgefunden hat. Ich sehe deshalb in dem Auftreten der Herx-
heimerschen Reaktion den Ausdruck einer zu geringen therapeutischen Wirkung dargestellt, sei es, daß sie durch eine zu kleine
Dosierung, sei es, daß sie durch eine zu geringe Resorption des
Präparates bedingt ist.

Als nichtspezifisch möchte ich dagegen die wunderbar schnelle
Heilung bezeichnen, die gerade bei den schweren ulcerösen Prozessen bei der malignen Syphilis beobachtet und von Kromayer[1])
dahin zusammengefaßt worden ist:

1. Das Präparat bringt das pathologische Gewebe, das Syphilom, zur raschen Resorption.

2. Es regt das Epithel zur Proliferation und raschen Über-
häutung von Geschwüren an.

---

[1]) Kromayer, Berl. klin. Wochenschr. 1910, Nr. 34.

Was die therapeutischen Erfolge in allen Stadien der Syphilis anlangt, so will ich nicht des näheren darauf eingehen und nur die Fälle anführen, aus denen die Überlegenheit des Dioxydiamidoarsenobenzols dem Quecksilber gegenüber hervorgeht. Es sind dies:

1. die Fälle mit den schweren Formen ulceröser Lues,
2. maligne Syphilis,
3. Fälle mit Psoriasis palmaris, mit mikropapulösen Syphiliden,
4. Fälle, die durch Hg nicht zu beeinflussen sind; dazu gehören: a) diejenigen, die gegen Hg überhaupt refraktär sind und b) diejenigen, die kurz nach einer Hg-Kur ein Rezidiv aufweisen, c) diejenigen, die trotz Hg immer wieder Rezidive bekommen und d) diejenigen, die eine Idiosynkrasie gegen Hg haben.

Aus diesen Fällen ergeben sich die Indikationen, die meines Erachtens die Anwendung des neuen Präparates absolut gebieten.

Was die therapeutische Anwendung anlangt, so ist zu bemerken, daß unter den verschiedenen Modifikationen die alkalische Lösung, sowohl bei der subcutanen als auch bei der intramuskulären Injektion, die schnellste Resorption gestattet, aber nicht selten außerordentlich starke lokale Schmerzen hervorruft, die diese Anwendungsweise bei Patienten mit geschwächtem Nervensystem, mit Affektion des Herzens, Alkoholikern, Neurasthenikern weniger angezeigt erscheinen läßt. Der einzige Unfall, bei einer sonst in ihrem Leben nicht bedrohten Patientin (Fall Spiethoff), ist wohl auf Chokwirkung zu beziehen. Die von Wechselmann und Michaelis eingeführte Anwendungsform der neutralen Suspension ist wenig schmerzhaft, wirkt aber auch infolge der langsamen Resorption nicht so rasch. Eine gute Modifikation stellt auch die von Volk und Kromayer angegebene Fettemulsion des Präparates dar. Die stärkste Schnellwirkung hat die intravenöse Injektion, die bei dem neuen Präparat mit einer Dosis von 0,4—0,5 g bei Normalindividuen zur Anwendung gelangen kann.

Aus den von Hata vorgenommenen Tierversuchen ergab sich, daß bei intravenöser Zuführung das Präparat wieder schnell ausgeschieden wird, während es bei subcutaner und intramuskulärer Anwendung, im Körper lange Zeit retiniert, als Depot eine langdauernde therapeutische Einwirkung entfaltet. Es wird erst nach längerer Erfahrung möglich sein zu beurteilen, welche Applikationsform vorzuziehen ist; bis heute scheint, soweit aus den einlaufenden

Berichten zu ersehen ist, die intramuskuläre die nachhaltigere und intensivere Wirkung zu entfalten. Besonders beachtenswert scheint aber das Vorgehen von Iversen, der auf eine intravenöse Injektion nach 48 Stunden eine intramuskuläre folgen läßt. Alt, Schreiber, Neisser, Kromayer hatten mir brieflich den gleichen Gedanken ausgesprochen. Es ist verständlich, daß durch dieses Vorgehen eine Schnellwirkung, die das Gros der Spirochäten zur Abtötung bringt, mit einer Dauerwirkung zur Vertilgung eines eventuell widerstandsfähigen Restes kombiniert wird.

Auch mir erscheint dieser Weg sehr aussichtsvoll.

Fragen wir uns nun, welche Ausblicke uns die neue Ära der experimentellen Syphilisforschung eröffnet, so ist meiner Ansicht nach der Nachdruck darauf zu legen, daß nunmehr die Syphilis nach jeder Richtung hin die Ausnahmestellung, die sie bisher gegenüber den meisten Infektionskrankheiten innehatte, verloren hat und in die Reihe derjenigen Infektionskrankheiten eingetreten ist, für die wir heute in ihren verschiedensten Stadien eine exakte Diagnose (Spirochätennachweis und Serodiagnostik) und vor allem einen Weg der exakten experimentellen Therapie besitzen. Den Hauptfortschritt in der letzteren dürfen wir wohl in der gegenüber der früheren Therapie weit rascher und intensiver einsetzenden spirillociden Wirkung sehen. Die Achse für alle weiteren Fortschritte auf diesem Gebiet wird stets die große Entdeckung Schaudinns, die Erkennung der Spirochäten als Ursache der Syphilis, bleiben, und alle weiteren chemo-therapeutischen Bestrebungen werden sich dahin konzentrieren müssen, diesen Erreger der Syphilis möglichst schnell und vollkommen ohne Schädigung der Organzellen zu vernichten. In dieser Hinsicht stellt, wie schon erwähnt, das Dioxydiamido-arsenobenzol bereits einen mächtigen Fortschritt dar. Ist durch die schnelle und intensive spirillocide Wirkung selbstverständlich einerseits die Chance der Dauerheilung und des Ausbleibens metasyphilitischer Prozesse für das Individium ganz erheblich verbessert, so ergeben sich andererseits auch in epidemiologischer Hinsicht unübersehbare Vorteile für die Bekämpfung der Syphilis als Volksseuche. Denn es ist nicht nur zu hoffen, sondern mit Bestimmtheit zu erwarten, daß jedes Mittel, welches uns auf dem Wege der schnellen Abtötung der Spirochäten vorwärts bringt, ohne direkt ein individuell prophylaktisches Mittel zu sein, trotzdem für die Allgemeinheit das mächtigste Prophylaktikum darstellt, weil es durch Abkürzung des infektiösen Stadiums des Erkrankten die Möglichkeit und Häufigkeit der Übertragung der Krankheit auf Gesunde in bisher noch gar nicht zu berechnendem Maßstabe vermindert. Jede Verbesserung der individuellen Therapie ist daher bei der Syphilis wie bei allen Infektionskrankheiten auch von der größten Bedeutung für die Allgemeinheit.

Wie weit nun bereits das Dioxydiamidoarsenobenzol die soeben angeschnittenen Fragen der vollkommenen Abtötung der Spirochäten im Organismus und die daraus sich ergebenden Folgen der bleibenden Dauerheilung, Vermeidung von metasyphilitischen Erkrankungen zu lösen imstande ist, dürfte meiner Ansicht nach allgemein gültig gegenwärtig noch nicht ausgesprochen werden können. Wir können nur sagen — das wissen wir nicht nur aus experimentellen, sondern aus den Untersuchungen am Menschen mittels des Spirochätennachweises und mittels der Wassermannschen Reaktion —, daß dieses Mittel das stärkste spirillocide Mittel ist, das wir gegenwärtig besitzen, und daß daher die Chancen bei ihm besser liegen müssen als bei der bisherigen Therapie. Daß diese in dieser Beziehung bisher überschätzt wurde, geht auch daraus hervor, daß man selbst bei den best und intensivst durch Jahre hindurch mit Quecksilber behandelten Fällen nach mir gewordenen Mitteilungen von Wassermann in weit über 50% die Wassermannsche Reaktion und damit doch wohl das Vorhandensein von lebenden Spirochäten im Organismus nachweisen konnte.

Die Überlegenheit des Dioxydiamidoarsenobenzols auf die Spirochäten gegenüber den bisherigen Präparaten geht ganz besonders einwandfrei aus den oben geschilderten Beobachtungen über die Antikörperbildung hervor. Denn es ist bisher noch auf keine Weise gelungen, weder durch aktive Immunisierung noch durch spezifische Therapie mit Quecksilber oder Atoxyl, das Vorhandensein von Schutz- bzw. Heilstoffen nachzuweisen. Das ist in den bekannten obenerwähnten Ammen- und Serumversuchen beim Dioxydiamidoarsenobenzol der Fall. Nun wissen wir durch analoge Beobachtungen bei Infektionskrankheiten, insonderheit auch bei Trypanosomen, daß Antikörper derart nur bei einem starken Ictus immunisatorius entstehen (in der Zeiteinheit müssen mehr Spirochäten aufgelöst werden als bei den anderen Mitteln), so daß wir berechtigt sind, nach allen diesen Beobachtungen beim Dioxydiamidoarsenobenzol gegenüber der bisherigen Medikation von einer quantitativ hochgradig verschiedenen Wirkung bereits zu sprechen[1]), denn wir sehen in ihrem Gefolge Phänomene und Substanzen in den Körperflüssigkeiten auftreten, die wir bei den anderen Medikationen nicht beobachten.

Aber noch in einer anderen Beziehung zeigt sich die Eigenart des Dioxydiamidoarsenobenzols, und zwar dadurch, daß diese Substanz mit Hilfe der in ihr vorhandenen drei Gruppierungen von ganz verschiedenen Parasitenarten in spezifischer Weise aufgenommen wird. Ich vermute, daß es besonders der Orthoamidorest ist, welcher in einer Reihe verschiedener Parasiten die entsprechenden Receptoren vorfindet und somit dem Stoff eine vielseitige Wirkung garantiert. Aus den im 1. Teil niedergelegten Arbeiten geht hervor, daß „606" eigentlich bei verschiedenartigen Spirillosenerkrankungen (Recurrens, Syphilis, Framboesie, Hühnerspirillose) gleichmäßig therapeutisch zu wirken imstande ist, während die anderen bisher bekannten spirillociden Mittel, wie Quecksilber, Atoxyl, nur einzelne Spirillenarten beeinflussen, andere aber anscheinend intakt lassen[2]). Zur Ergänzung der im 1. Teil niedergelegten Beobachtungen möchte ich hier noch bemerken, daß nach Versuchen von Dr. Strong in Manila auch Framboesie beim Menschen durch das Mittel ausgezeichnet beeinflußt wird, und weiterhin, daß nach Versuchen von Dr. Marinescu sich auch bei der praktischen Bekämpfung der Hühnerspirillosen das Mittel sehr gut bewährt hat.

Eine zweite Krankheitsgruppe, bei der das Präparat eine ganz deutliche und starke therapeutische Wirkung ausübt, ist das Gebiet der verschiedenen Trypanosomeninfektionen. Nachdem Tierversuche im Speyer-Hause nachgewiesen haben, daß man bei kleinen Dosen von „606" sehr befriedigende Heilresultate bei den verschiedenen Trypanosomeninfektionen erreichen kann, ist auch von Broden, meinem unermüdlichen Mitarbeiter, der Nachweis erbracht worden, daß nach Injektionen von 0,3—0,6 Dioxydiamidoarsenobenzol auch bei schlafkranken Menschen ein promptes Ver-

---

[1]) Ob auch ein qualitativ differenter Modus der Auflösung der Parasiten vorliegt, möge dahingestellt sein.

[2]) So wirkt z. B. das Atoxyl, wie Uhlenhuth gezeigt hat, auf die Erreger der Hühnerspirillose und der Syphilis, während es nach den Untersuchungen Breinls und Mesnils einer Einwirkung auf die Recurrensspirillen entbehrt.

schwinden der Trypanosomen eintritt. Allerdings ist die Zeit noch zu kurz, um feststellen zu können, ob diese Wirkung intensiv genug ist, um gegenüber den schon bekannten, bewährten Mitteln eine wirkliche Rolle spielen zu können.

Weiterhin ist gleichzeitig von verschiedenen Stellen, insbesondere von Iversen und von Nocht, festgestellt worden, daß das gleiche Mittel auch gegen Malaria wirksam ist; es scheint hier vornehmlich die Tertiana zu sein, die von diesem Mittel in einer therapeutisch ausreichenden Weise beeinflußt wird. Insbesondere aber ist die Beobachtung wertvoll, die zuerst in Hamburg gemacht worden ist, daß auch chininresistente Malariaformen von „606“ beeinflußt werden können. Ob Dioxydiamidoarsenobenzol als solches mit dem so bewährten und ausprobierten Chinin in Konkurrenz treten kann, ist mir zweifelhaft, jedoch glaube ich hoffen zu dürfen, daß durch Auffindung eines weiteren Antitypicums die Möglichkeit gegeben ist, einen therapeutischen Doppelangriff auszuüben, der vielleicht es ermöglichen dürfte, auch bei Malaria dem Prinzip der Therapia magna sterilisans mehr, als es bis dahin möglich war, gerecht zu werden.

Zuletzt möchte ich noch erwähnen, daß nach Beobachtungen von Dr. Haller auch bei der Variola in zwei Fällen ein glänzender Heileffekt durch das Mittel erzielt worden ist; eine Beobachtung, die durch Tierversuche, die Dr. Marks im Institut für experimentelle Therapie durchgeführt hat, eine Stütze gefunden hat.

Es geht aus dieser kurzen Andeutung hervor, daß entsprechend den obigen Ausführungen das Mittel, welches ursprünglich auf Spirillosen und Trypanosomen eingestellt war, gewissermaßen in seinem Streuungskegel noch andere wichtige Krankheitsgruppen in energischer Weise zu treffen geeignet ist.

Ich bin hiermit am Schlusse der Betrachtungen über die Wirkung des Mittels angelangt und möchte nur noch einen einzigen, gelegentlich schon diskutierten Gesichtspunkt kurz berühren, nämlich die Frage nach der Verbesserungsfähigkeit des Mittels.

Zwar ist es ja der Sinn der ganzen experimentellen Chemotherapie, nicht stille zu stehen, selbst wenn ein durchaus bewährtes Heilmittel aufgefunden worden ist, vielmehr ist ein derartiges Präparat nur als eine Basis zum Besseren aufzufassen. Nachdem die Substanz „606“ so eingehend im Tier- und Menschenversuch studiert ist, glaube ich, daß keine irgendwie dringende Veranlassung vorhanden ist, die Schritte eiligst nach Neuem zu lenken, sondern daß wir mit dem Erreichten zurzeit vollkommen zufrieden sein können, insofern als das Präparat „606" nach vielen Richtungen hin wirklich schon eine optimale therapeutische Wirkung darstellt. In dieser Beziehung ist insbesondere auf die mächtige therapeutische Wirkung und die maximale Parasitotropie, die sogar schon bei Nulldosen von Zentigrammen in Erscheinung treten kann, einerseits und zweitens auf die mangelnde Organotropie hinzuweisen, die wohl nicht so leicht von einer anderen Verbindung übertroffen werden könnte. Dann aber möchte ich darauf hinweisen, daß das Mittel als solches doch außerordentlich wenig toxisch ist, insofern als eben trotz der großen Zahl der behandelten Fälle Vergiftungserscheinungen, die direkt dem Mittel als solchem zuzuschreiben sind, nur in einer kleinen Zahl und auch bis auf einen Fall nur bei Patienten, die durch die Art ihrer Erkrankung in ihrem Leben gefährdet waren, zutage getreten sind. Daß die eine Kategorie der Unfälle bei schweren Nervenerkrankungen nicht auf eine Neurotropie des Mittels, sondern auf biologische Reaktionen syphilitischer, an lebenswichtigsten Nervengebieten befindlicher Infiltrationsherde zurückzuführen sind, habe ich ja schon ausführlich erörtert. Ich habe auch ausgeführt, daß derartige Unfälle nicht dem Mittel als solchem, sondern der Eigenart der Erkrankung zuzuschreiben sind und bei allen spezifischen Medikationen eintreten können.

Die Übelstände der anfänglich gebrauchten Lösungen und die dadurch bedingten Nebenwirkungen sind jetzt überwunden und nicht mehr von ausschlaggebender Bedeutung, nachdem das Präparat in mancher Beziehung verbessert und die Technik, insbesondere durch die Einführung der intravenösen Injektion, die Auffindung weniger schmerzhafter Lösungen oder Emulsionen vervollkommnet worden ist. Aber die Hauptsache möchte ich doch darin sehen, daß eine primäre Überempfindlichkeit des menschlichen Organismus gegenüber dem Mittel bei gesunden Individuen überhaupt nicht vorzukommen scheint, und daß daher die Anwendung des Präparates keine irgendwie großen Gefahren bietet. Das ist aber der Punkt, der bei jedem etwa neu zu findenden Arzneimittel an erster Stelle in Betracht kommen muß, ein Punkt, der nicht durch Tierversuche, sondern ausschließlich durch große

Versuche am Menschen entschieden werden kann. Das Arsacetin und das Arsenophenylglycin wurden experimentell ebensogut ausprobiert wie „606". Wenn aber das letztere, das, wie durch die Untersuchungen von Herxheimer, Neisser und anderen erwiesen, auf syphilitische Prozesse in ähnlich ausgezeichneter Weise einwirkt wie „606", bei dieser Krankheit nicht zur Anwendung gelangt, so kommt dies daher, daß die Überempfindlichkeit gegenüber diesem Mittel eine weit höhere als die von „606" ist, so daß es nicht angängig erscheint, es in Anbetracht der durchschnittlich geringen Lebensgefährdung bei Syphilis in Anwendung zu ziehen, sondern es soll nur bei Schlafkrankheit, deren Prognose quoad vitam ohne dies ungünstig ist, angewandt werden. Wenn es also auch wirklich gelänge, ein neues Mittel auffindig zu machen, das im Tierversuch das gleiche wie „606" leistet, so müßte eben erst durch eine ausgedehnte Reihe von Menschenversuchen der Nachweis einer Überlegenheit in dieser Beziehung zu erbringen sein. Ich glaube daher, daß es zurzeit angezeigt ist, die Kräfte nicht durch Ausprobierung neuer Mittel zu zersplittern, sondern daß die Haupttätigkeit sich zunächst doch darauf konzentrieren sollte, durch Verbesserung der Applikationsart, strengste Antisepsis, vorsichtige Steigerung der Dosierung, Wiederholung der Behandlung und Auffindung von Kombinationsmitteln die Wirkungskraft des Mittels so zu steigern, daß wir uns dem Prinzip der Therapia magna sterilisans immer mehr nähern.

---

## Literaturangaben über die praktische Anwendung von 606

### (bis 5. Oktober 1910).

Alt, Münch. med. Wochenschr. 1910, Nr. 11.
Iversen, Münch. med. Wochenschr. 1910, Nr. 15.
Neisser, A., Deutsche med. Wochenschr. 1910, Nr. 26.
Pick, k. k. Gesellschaft d. Ärzte in Wien, ref. Wiener klin. Wochenschr. 1910, Nr. 26.
Duhot, Annales de la policlinique centrale, Brüssel 1910, Nr. 5 u. 6.
Schreiber u. Hoppe, Münch. med. Wochenschr. 1910, Nr. 27.
Finger, Ärztl. Reform-Ztg. 1910, Nr. 14.
Wechselmann, Berl. klin. Wochenschr. 1910, Nr. 27.
Spatz, Wiener med. Wochenschr. 1910, Nr. 27.
Michaelis, Berl. med. Gesellschaft, ref. Berl. klin. Wochenschr. 1910, Nr. 28
Fischer u. Hoppe, Münch. med. Wochenschr. 1910, Nr. 29.

Alt, Zeitschr. f. Medizinalbeamte, 23. Jahrg., Nr. 14.

Michaelis, Berl. klin. Wochenschr. 1910, Nr. 30.

Loeb, Münch. med. Wochenschr. 1910, Nr. 30.

Pasini, Corriere sanitario 1910, Nr. 30.

Micheli u. Quarelli, Corriere sanitario 1910, Nr. 30.

Treupel, Deutsche med. Wochenschr. 1910, Nr. 30.

Wechselmann u. Lange, Deutsche med. Wochenschr. 1910, Nr. 30.

Bohač u. Sobotka, Wiener klin. Wochenschr. 1910, Nr. 30.

Berl. med. Gesellschaft, Therapie d. Gegenwart 1910, 7. Heft.

Wechselmann, Dermatol. Zeitschr. 17, 7. Heft.

Fauser, Med. Korrespondenzbl. d. württ. ärztl. Landesvereins 1910, Juli.

Glück, Münch. med. Wochenschr. 1910, Nr. 31.

Ehrlich, Wiener klin. Wochenschr. 1910, Nr. 31.

v. Zeißl, Wiener med. Wochenschr. 1910, Nr. 32.

Spatz, Wiener med. Wochenschr. 1910, Nr. 32.

Wechselmann, Deutsche med. Wochenschr. 1910, Nr. 32.

Neisser u. Kuznitzky, Berl. med. Wochenschr. 1910, Nr. 32.

Hoffmann, Med. Klin. 1910, Nr. 33.

Ehrlich, Med. Klin. 1910, S. 1322.

Isaac, Berl. klin. Wochenschr. 1910, Nr. 33.

Michaelis, Berl. klin. Wochenschr. 1910, Nr. 33.

Igersheimer, Berl. klin. Wochenschr. 1910, Nr. 33.

Iversen, Münch. med. Wochenschr. 1910, Nr. 33.

Taege, Münch. med. Wochenschr. 1910, Nr. 33.

Pick, Wiener klin. Wochenschr. 1910, Nr. 33.

Meltzer, New York Med. Journ., 92, Nr. 8.

Bertarelli, Pasini, Bottelli, Giornale italiano delle Malattie Veneree e della
      pelle 1910, Nr. IV.

v. Zeißl, Wiener med. Wochenschr. 1910, Nr. 34.

Braendle u. Clingestein, Med. Klin. 1910, Nr. 34.

Kromayer, Berl. klin. Wochenschr. 1910, Nr. 34.

Fraenkel u. Gronoen, Münch. med. Wochenschr. 1910, Nr. 34.

Alt, Münch. med. Wochenschr. 1910, Nr. 34.

Bohač u. Sobotka, Wiener klin. Wochenschr. 1910, Nr. 34.

Wicherkiewicz, Przeglad Lekarski 1910, Nr. 34.

Nocht u. Werner, Deutsche med. Wochenschr. 1910, Nr. 34.

Wechselmann u. Lange, Deutsche med. Wochenschr. 1910, Nr. 34.

Milian, Le progrès médical 1910, Nr. 35.

Heubner, Therap. Monatshefte 1910, Heft 8.

Blaschko, Mitteil. d. D. Gesellsch. z. Bek. d. Geschlechtskrankh. 8, Heft 4, 1910.

Volk, Wiener med. Wochenschr. 1910, Nr. 35.

Junkermann, Med. Klin. 1910, Nr. 35.

Blaschko, Berl. klin. Wochenschr. 1910, Nr. 35.

Bresler, Die Syphilisbehandlung mit Ehrlich-Hata-Mittel. Halle a. S., 1910,
      Marholds Verlag.

Spiethoff, Münch. med. Wochenschr. 1910, Nr. 35.

Duhot, Münch. med. Wochenschr. 1910, Nr. 35.

Ehrlich, Münch. med. Wochenschr. 1910, Nr. 35.

Ivanyi, Wiener med. Wochenschr. 1910, Nr. 36.

Mondschein, Wiener med. Wochenschr. 1910, Nr. 36.

Torday, Budapesti Orvosi Ujság 1910, Nr. 36.

Herxheimer u. Schonnefeld, Med. Klin. 1910, Nr. 36.

Mc Intosh, The Lancet 2, Nr. X, 1910.

Mc Donagh, The Lancet 2, Nr. X, 1910.

Lange, Berl. klin. Wochenschr. 1910, Nr. 36.

Schwabe, Münch. med. Wochenschr. 1910, Nr. 36.

Fleckseder, Wiener klin. Wochenschr. 1910, Nr. 36.

Umfrage über die Wirkung des Ehrlichschen Arsenobenzols bei Syphilis, Med.
    Klin. 1910, Nr. 36.

Sellei, Gyógyászat 1910, Nr. 37.

Javaux, Presse Médicale Belge 1910, Nr. 37.

Emery, La préparation „606". Paris 1910, Octave Doin et fils.

Malinowski, Przeglad Chorób Skórnych i Wenerycznych 1910, Nr. 8.

Nyström, Ehrlich-Hata-Medlet. Stockholm 1910. Björk & Börjesson.

Michaelis, Berl. klin. Wochenschr. 1910, Nr. 37.

Truffi, Biochimica u. Terapia Sperimentale 2, Heft V.

Kromayer, Biochimica u. Terapia Sperimentale 2, Heft V.

Oppenheim, Wiener klin. Wochenschr. 1910, Nr. 37.

Fischer, Therapie d. Gegenw. 1910, Heft 9.

Wechselmann, Deutsche med. Wochenschr. 1910, Nr. 37.

v. Grósz, Deutsche med. Wochenschr. 1910, Nr. 37.

Patentschrift über 606, Deutsche med. Wochenschr. 1910, Nr. 37.

Basch, Budapesti Orvosi Ujság 1910, Nr. 37.

Ehrmann, Wiener med. Wochenschr. 1910, Nr. 38.

v. Zeißl, Wiener med. Wochenschr. 1910, Nr. 38.

Dobrovits, Wiener med. Wochenschr. 1910, Nr. 38.

Umfrage über d. Wirkung d. Arsenobenzols bei Syphilis, Med. Klinik 1910, Nr. 38.

Gennerich, Berl. klin. Wochenschr. 1910, Nr. 38.

Gourwitsch u. Bormann, Deutsche med. Wochenschr. 1910, Nr. 38.

Citron u. Mulzer, Med. Klinik 1910, Nr. 39.

Umfrage über die Wirkung usw. (Fortsetzung), Med. Klinik 1910, Nr. 39.

Fuld, Semaine médicale 1910, Nr. 39.

Kromayer, Berl. klin. Wochenschr. 1910, Nr. 39.

Kalb, Wiener klin. Wochenschr. 1910, Nr. 39.

v. Torday, Wiener klin. Wochenschr. 1910, Nr. 39.

Schreiber, Münch. med. Wochenschr. 1910, Nr. 39.

Hügel u. Ruete, Münch. med. Wochenschr. 1910, Nr. 39.

Sieskind, Münch. med. Wochenschr. 1910, Nr. 39.

Sellei, Münch. med. Wochenschr. 1910, Nr. 39.

Marfori, Gazzetta internationale di Medicina etc. 1910, Nr. 39.

Treupel, Deutsche med. Wochenschr. 1910, Nr. 39.

Herxheimer u. Reinke, Deutsche med. Wochenschr. 1910, Nr. 39.

Werner, Deutsche med. Wochenschr. 1910, Nr. 39.

Duhot, „Le 606", Imprimerie de la policlinique centrale à Bruxelles.

Glaser, „Ehrlich 606“, Wien 1910, G. Szelinski & Co.
Meirowsky u. Hartmann, Med. Klinik 1910, Nr. 40.
Junkermann, Med. Klinik 1910, Nr. 40.
Umfrage über die Wirkung usw. (Fortsetzung), Med. Klinik 1910, Nr. 40.
Kromayer, Med. Klinik 1910, Nr. 40.
Greven, Münch. med. Wochenschr. 1910, Nr. 40.
Favento, Münch. med. Wochenschr. 1910, Nr. 40.
Murphy, Journal of American Med. Association 1910, Nr. 13.
Forbat, Wien. med. Wochenschr. 1910, Nr. 40.
Dobrovits, Wien. med. Wochenschr. 1910, Nr. 40.
Volk, Berl. klin. Wochenschr. 1910, Nr. 40.
Alt, Berl. klin. Wochenschr. 1910, Nr. 40.

*a*

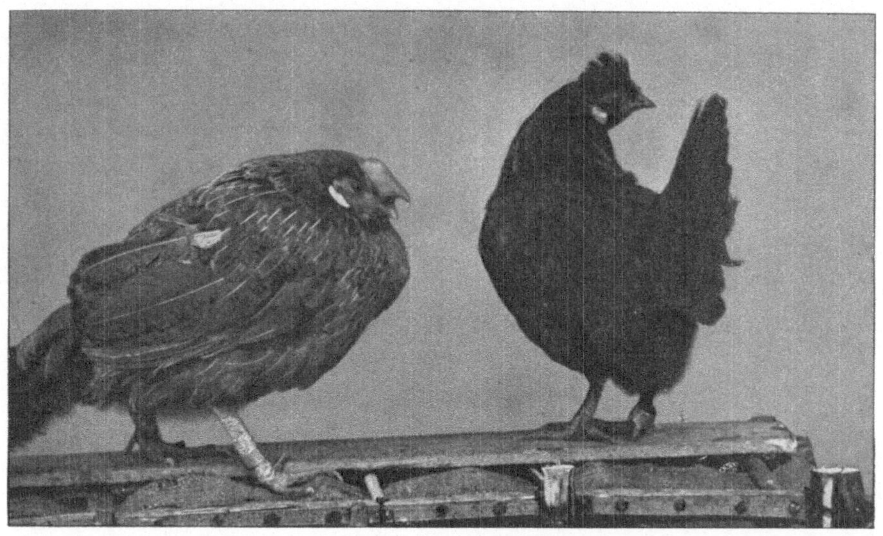

4 Tage nach Infektion.

Unbehandelt.

Behandelt 2 Tage nach Infektion.

*b*

*c*

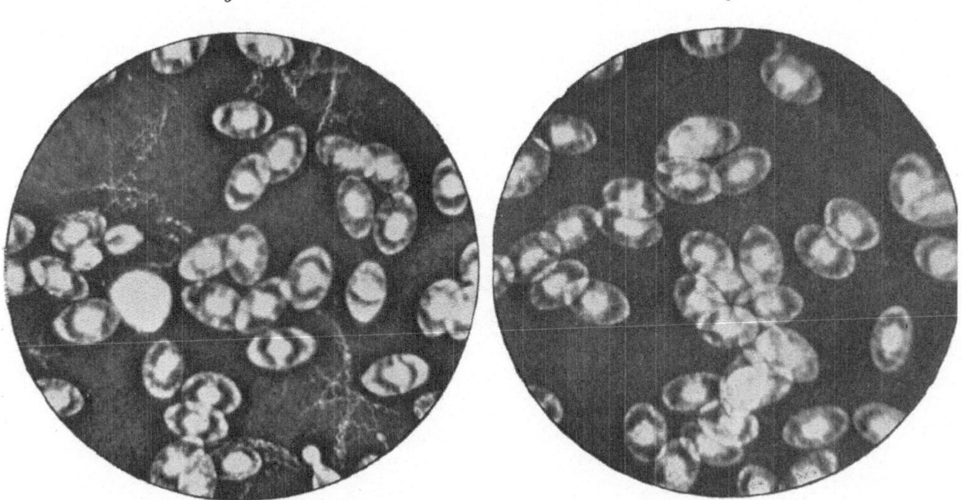

Kontrolle mit Spirillen.

Behandeltes Huhn.
Spirillenfrei!

Verlag von Julius Springer in Berlin.

## Entwicklung von Schankern.

a

b

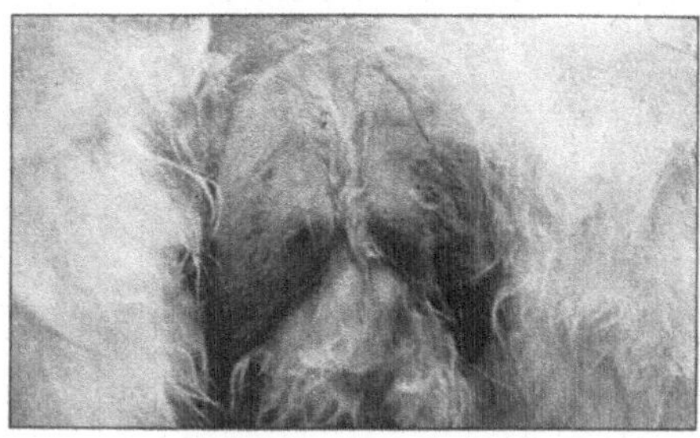

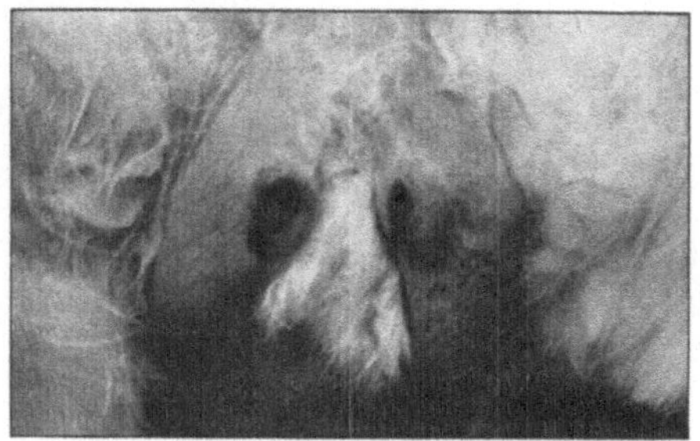

3 Wochen nach Infektion.
Kleine Knötchenbildung unter der Haut.

6 Wochen nach Infektion.
Deutliche Bildung von kleinen Schankern.

c

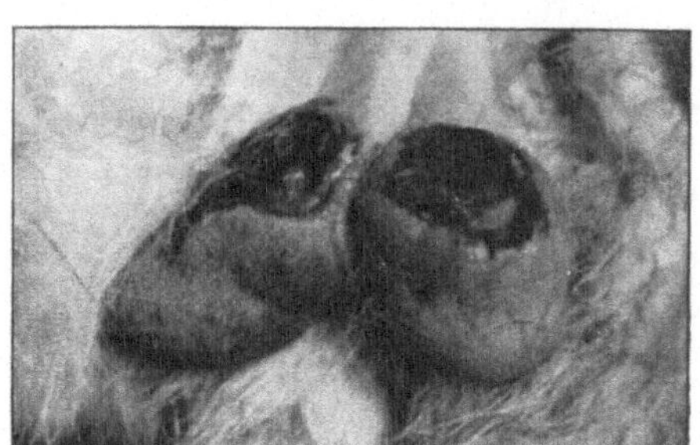

11 Wochen nach Infektion.
Vollständig ausgebildeter Schanker (Kontrolle Nr. IV).

## Behandeltes Kaninchen Nr. VI.

d

e

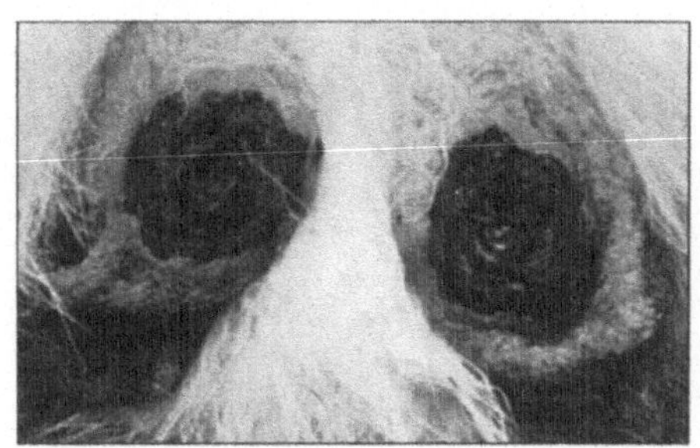

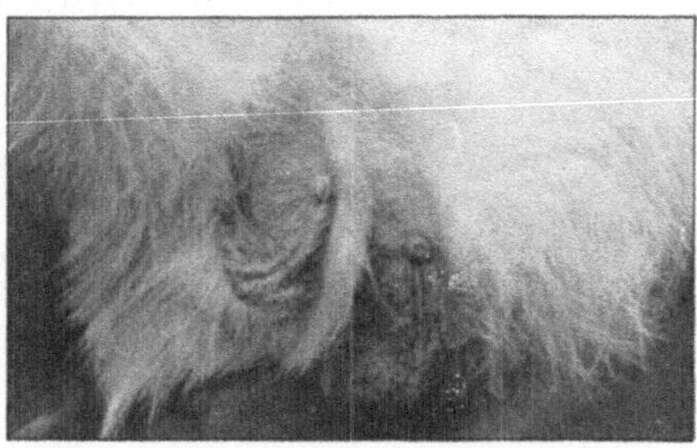

Behandlungstag.

18 Tage später.

Verlag von Julius Springer in Berlin.

# Behandeltes Kaninchen Nr. VIII.

a

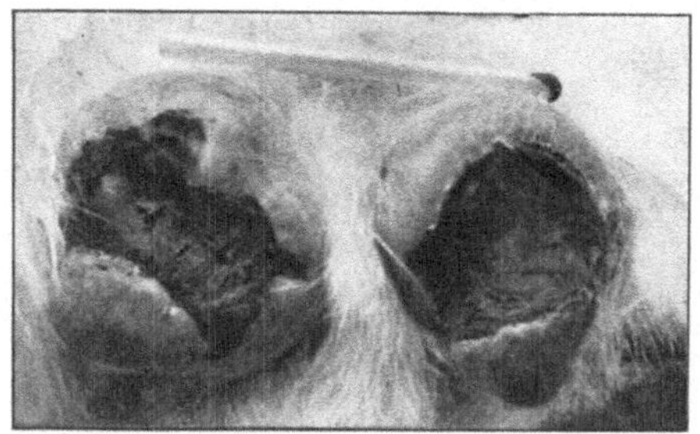

b

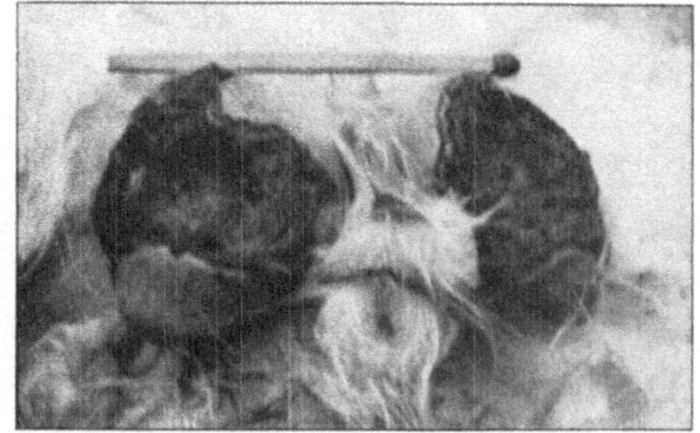

Am Tage der Behandlung.

4 Tage nach der Behandlung.

c

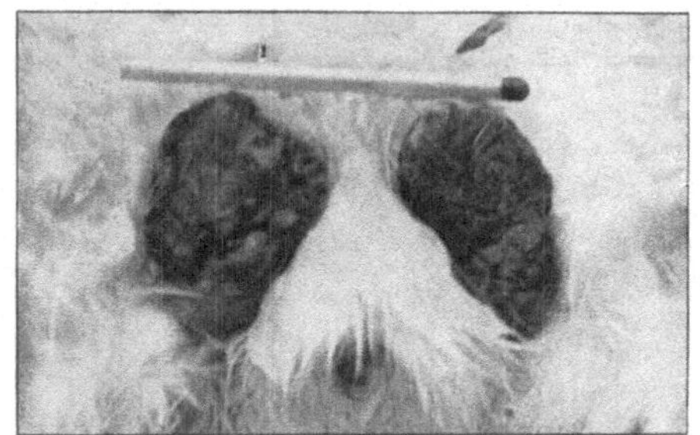

d

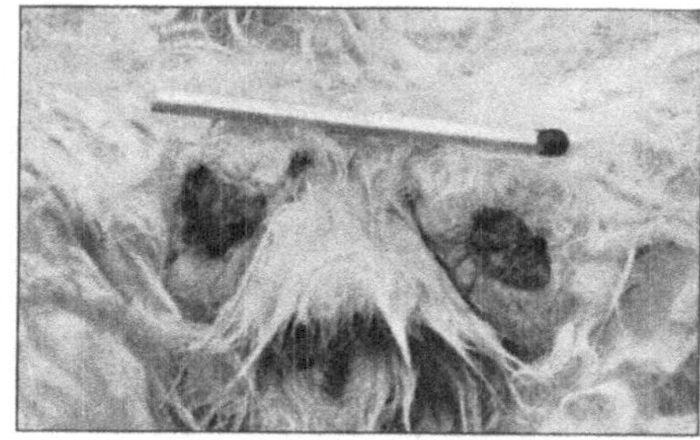

8 Tage nach der Behandlung.

15 Tage nach der Behandlung.

e

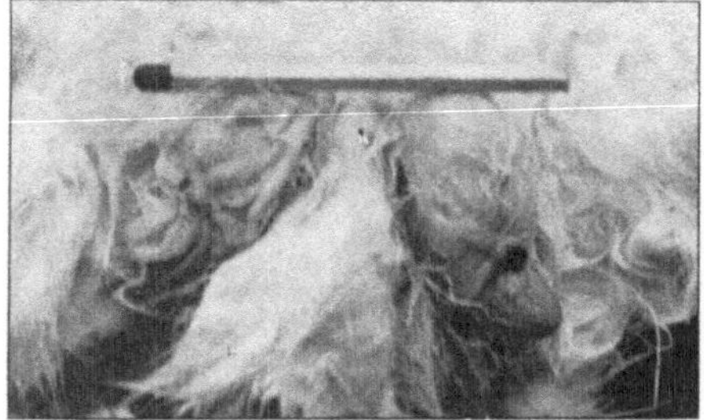

f

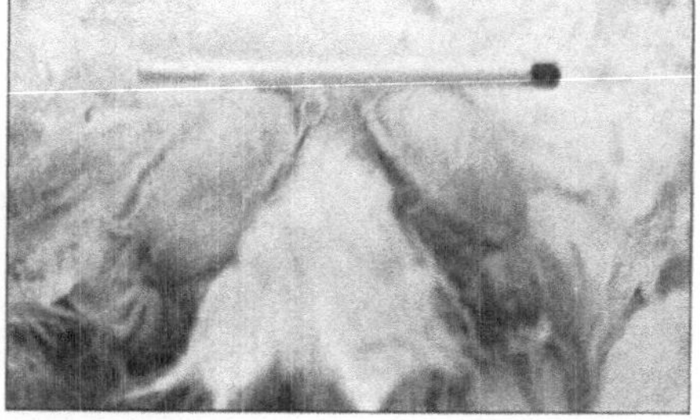

22 Tage nach der Behandlung.

28 Tage nach der Behandlung.

Verlag von Julius Springer in Berlin.

## Behandeltes Kaninchen Nr. IX.

*a*

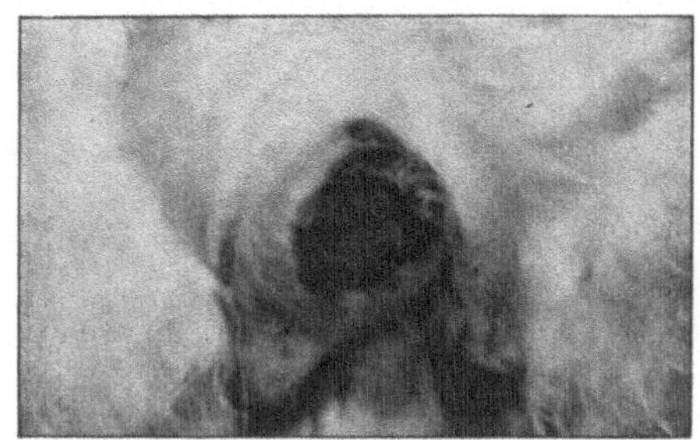

Am Tage der Behandlung.

*b*

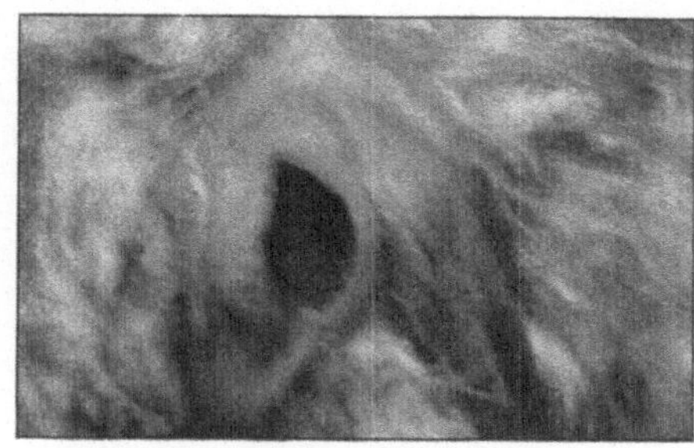

8 Tage nach der Behandlung.

*c*

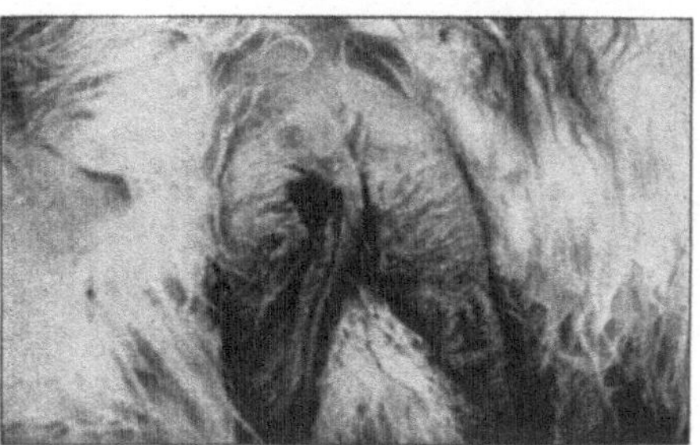

16 Tage nach der Behandlung.

*d*

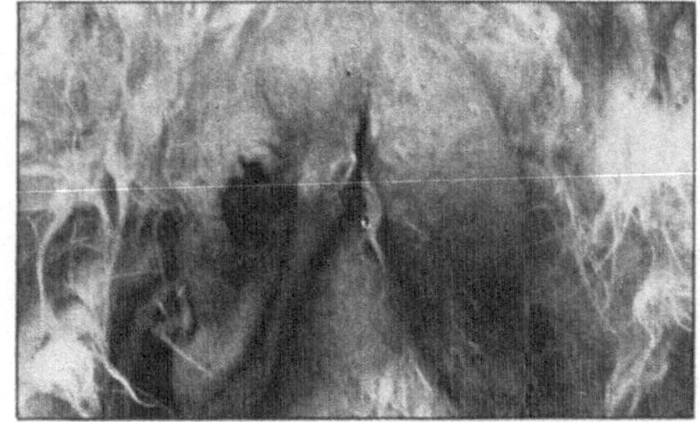

24 Tage nach der Behandlung.

*e*

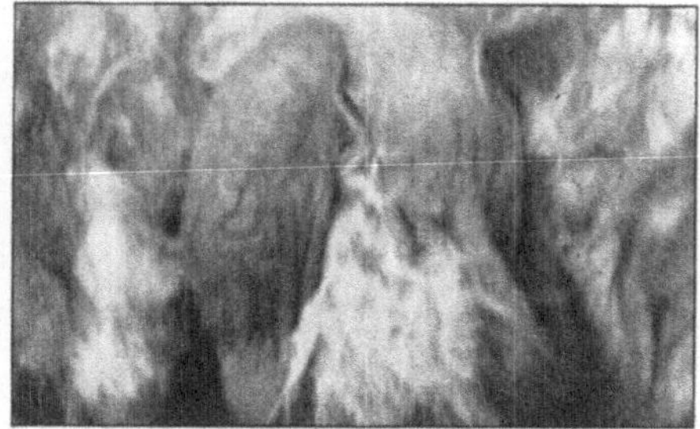

48 Tage nach der Behandlung.

Verlängerung der Heilung durch eine Komplikation (Brustseuche).

1

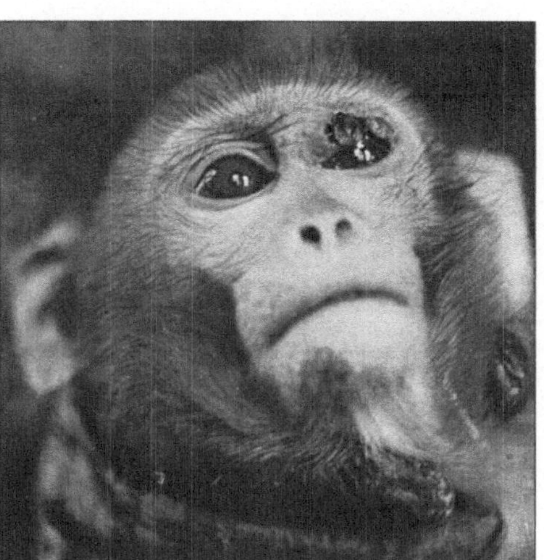

2

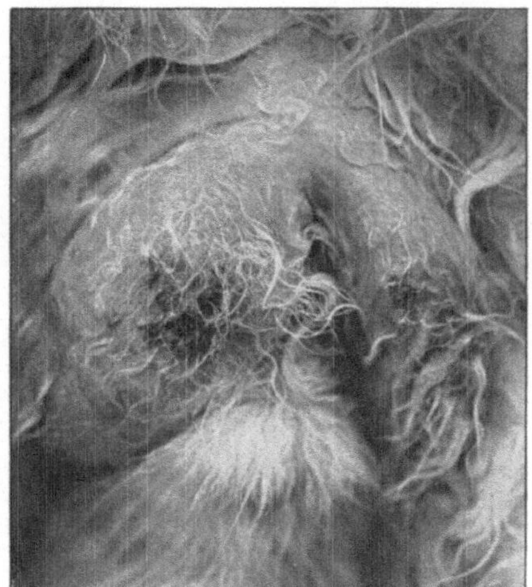

Affe mit frambösischem Geschwür an der
Augenbraue; 40 Tage nach der Infektion.

Frambösischer Kaninchenhoden
(inf. rechter Hoden). 6 Wochen nach der
Infektion. Die dunkelgefärbte Stelle auf
dem rechten Hoden ist kein Geschwür,
sondern ein Blutfleck.

3

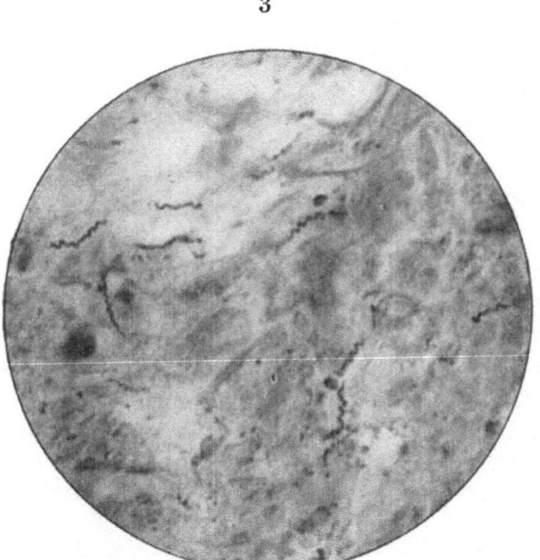

4

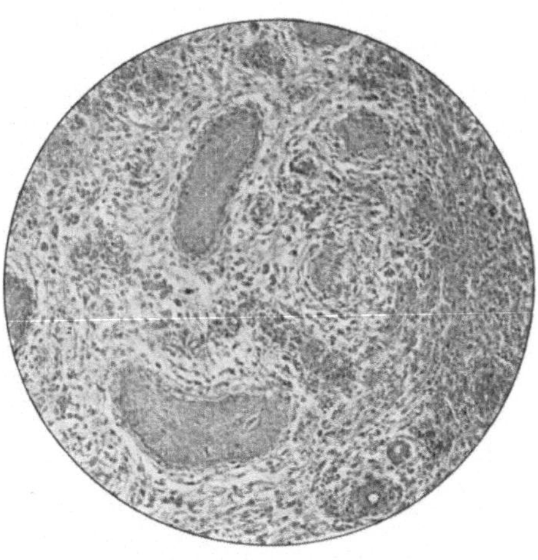

Spirochaeta pertenuis. Schnittpräparat
gefärbt nach Levaditi, Vergrößerung:
1500 ×.

Schnittpräparat eines frambösischen Hodens.
Hämatoxylin-Eosinfärbung. Vergrößerung:
100 ×.

Verlag von Julius Springer in Berlin.